DU

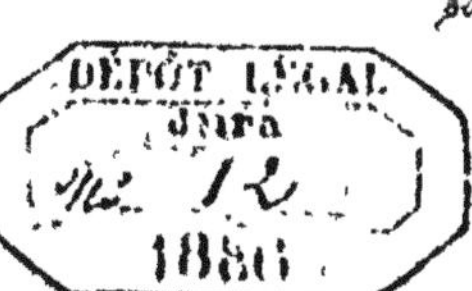

DÉLIRE HYPOCHONDRIAQUE

DANS

CERTAINES FORMES D'ALIÉNATION MENTALE

PAR

Victor VÉTAULT

Interne, Lauréat des asiles d'aliénés de la Seine

(Mémoire qui a obtenu le Prix Esquirol en 1886)

<hr>

PARIS
LIBRAIRIE OLLIER-HENRY
13 RUE DE L'ÉCOLE DE MÉDECINE, 13

—

1886

Imp. J. MAYRE et Cie, à Lyon

DU DÉLIRE HYPOCHONDRIAQUE

DANS

CERTAINES FORMES D'ALIÉNATION MENTALE

DU

DÉLIRE HYPOCHONDRIAQUE

DANS

CERTAINES FORMES D'ALIÉNATION MENTALE

PAR

Victor VÉTAULT

Interne, Lauréat des asiles d'aliénés de la Seine

(Mémoire qui a obtenu le Prix Esquirol en 1884)

PARIS

LIBRAIRIE OLLIER-HENRY

13 RUE DE L'ÉCOLE DE MÉDECINE, 13

1886

DU DÉLIRE HYPOCHONDRIAQUE

DANS CERTAINES FORMES D'ALIÉNATION MENTALE

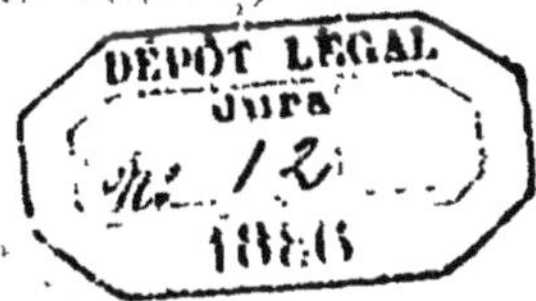

Dans une communication faite à l'Académie des Sciences en 1860, M. Baillarger a indiqué la fréquence et les caractères spéciaux du délire hypochondriaque dans la paralysie générale: délire qu'on peut rencontrer à un titre quelconque dans toutes les formes de la maladie, mais surtout dans les formes dépressives.

Il nous a été donné d'observer une certaine quantité de paralytiques généraux, chez lesquels les idées hypochondriaques existaient à des degrés divers; tantôt elles alternaient ou étaient associées à d'autres manifestations délirantes, idées de grandeur, idées de persécution, etc , mais chez presque tous, elles affectaient ces caractères si bien décrits par M. Baillarger et sur lesquels tous les auteurs ont insisté depuis.

Chez ces malades les idées hypochondriaques dé

même que toutes les autres conceptions étaient *multiples, généralisées, incohérentes, absurdes* et *contradictoires* (Falret); elles portaient cette empreinte spéciale que donne la démence à toutes les manifestations de ceux qui en sont atteints.

Mais nous avons été frappé de rencontrer dans les services d'aliénés, des malades atteints d'affections mentales diverses, des faibles d'esprit, des héréditaires, des délirants chroniques par exemple, qui présentaient des idées hypochondriaques ayant la plus grande analogie avec celles qui sont si communes dans la paralysie générale.

Nous avons remarqué que chez quelques-uns de ces malades, les conceptions hypochondriaques étaient liées à des idées ambitieuses et de grandeur; que souvent elles empruntaient un cachet spécial à la faiblesse intellectuelle, et que quelquefois même, la motilité pouvait être le siège de certains désordres qui achevaient de donner à l'ensemble des symptômes présentés par le sujet, cet aspect particulier qui, en l'absence d'un examen prolongé et très attentif, pouvait le faire considérer pendant quelque temps comme un paralytique général.

Il nous a paru intéressant d'étudier ce délire hypochondriaque, ainsi que les rapports qu'il peut affecter avec d'autres conceptions délirantes, et la physionomie spéciale qu'il contribue à imprimer au délire en général dans certaines formes d'aliénation mentale.

Nous n'avons pas eu l'intention de faire l'histoire complète du délire hypochondriaque, ni d'étudier ses caractères comme délire partiel ; d'autres, beaucoup plus autorisés ont publié sur ce sujet des travaux ou des notes du plus grand intérêt. Notre but a été d'écrire aussi simplement que possible, ce que nous avons vu, en insistant sur ce fait principal, que chez des malades non paralytiques, le délire hypochondriaque fait souvent partie d'un ensemble symptômatique, pouvant faire croire à la paralysie générale, et de là, la nécessité de se livrer à une scrupuleuse observation, pour éviter des erreurs de diagnostic.

Nous avons divisé notre étude en *huit parties*.

Dans la *première partie* nous avons étudié le délire qui nous occupe, chez des malades atteintes de *débilité mentale*.

Dans la *deuxième partie* nous l'avons examiné chez les *héréditaires*.

La *troisième partie* est consacrée au même examen dans le *délire chronique*.

La *quatrième partie* nous montre le délire hypochondriaque dans la *paralysie générale*.

Nous le retrouvons dans la *cinquième partie*, chez une malade atteinte de *paralysie générale par propagation*.

Dans la *sixième partie* nous l'examinons dans la *démence* consécutive à la névropathie et à la vésanie.

La *septième partie* est réservée à la même recherche dans un cas de *lésion cérébrale localisée*.

Enfin, dans la *huitième partie*, nous sommes en présence d'un *cas difficile à classer*, c'est l'observation d'une malade chez laquelle depuis 14 ans, il existe des idées de grandeurs et des idées hypochondriaques.

Les *trente-huit observations* (1) que nous rapportons, ont été recueillies par nous dans le service de notre savant maître M. le Dr Bouchereau, à l'asile Ste-Anne, elles se rapportent toutes à des malades que nous avons eues, ou que nous avons encore sous les yeux.

(1) Les observations que nous donnons dans ce mémoire, sont des extraits des notes que nous prenons tous les jours sur nos malades ; nous n'avons rien changé à leur langage, pour ne pas altérer la physionomie du délire et leurs paroles ont été écrites telles qu'elles étaient prononcées.

CHAPITRE 1er

Le délire hypochondriaque chez les faibles d'esprit

La faiblesse intellectuelle présente des variétés et des nuances nombreuses : depuis l'idiotie qui est un degré extrème, dans l'oblitération de l'intelligence, jusqu'à l'imbécillité ou la débilité mentale qui est surtout caractérisée par un développement plus ou moins incomplet des facultés.

Dans l'idiotie, il y a absence ou tout au moins très grande insuffisance des facultés intellectuelles, sensorielles, morales et affectives, dont l'ensemble constitue ce qu'on appelle l'entendement. Le délire étant le résultat de désordres survenus dans les fonctions de l'entendement, il est bien évident que les idiots ne peuvent délirer, car, chez eux, des facultés qu'ils ne possèdent pas, ne sont pas susceptibles de se troubler ; ils n'ont point d'entendement.

Il n'en est plus de même chez les individus atteints

d'imbécillité ou de débilité mentale. Chez eux, les facultés intellectuelles sont plus ou moins rudimentaires, mais elles existent à des degrés divers et peuvent se déranger; aussi, peut-on observer chez ces malades des efflorescences délirantes très variées; depuis le délire expansif le plus brillant, jusqu'à la dépression la plus profonde.

Nos sept premières observations sont: celles de malades atteintes de débilité mentale, et chez lesquelles, par conséquent, les facultés intellectuelles n'ont été l'objet que d'un développement plus ou moins restreint, qui donne à toutes leurs manifestations, un aspect particulier.

Nous étudierons, les diverses conceptions délirantes qu'elles présentent, en nous occupant surtout des caractères qu'affecte, chez elles, le délire hypochondriaque, qui nous intéresse ici d'une façon toute spéciale.

OBSERVATION I

SOMMAIRE : *Débilité mentale. — Vice de prononciation. — Délire mélancolique avec idées mystiques; culpabilité imaginaire. — Troubles de la sensibilité générale. — Idées hypochondriaques.*

J..., Marie, domestique, âgée de 32 ans. Intelligence bornée; vice de prononciation; aucune instruction; entrée à l'asile Ste-Anne le 5 juillet 1877 avec le certificat médical suivant : « *Est depuis quelques jours atteinte de lypemanie caractérisée par des scrupules religieux, des idées de damnation et des frayeurs incessantes. Elle s'accuse de n'avoir point rempli ses devoirs, elle est hébétée, et par moment, comme frappée de stupeur, elle se lève la nuit pour prier, afin de chasser le démon; croit qu'on veut la tuer, etc. »*

Aucun antécédent héréditaire connu dans la famille. Peu de temps après son arrivée à l'asile, elle devient plus calme, se met à travailler, accepte sa situation ; elle comprend qu'elle ne peut se conduire elle-même, et qu'elle a besoin de la direction des autres.

Sa santé est sa plus grande préoccupation ; elle se plaint de toujours souffrir dans la poitrine, dans le dos, elle se figure qu'une bronchite qu'elle a eue il y a trois ans, n'a jamais été guérie, et qu'il lui reste quelque chose de mauvais :

« Elle éprouve, dit-elle, des picotements dans les poumons et dans
« les bronches; elle a aussi des névralgies et des migraines ; elle a
« toujours mal à l'estomac et son ventre est souvent douloureux.
« Assez fréquemment elle a mal dans la gorge; elle n'a plus qu'un
« poumon ; elle est très constipée et a comme de l'eau dans les
« chairs. Cet état la tourmente beaucoup ; elle est inquiète, elle a
« peur de ne jamais guérir ; sa mauvaise santé la rend incapable
« de gagner sa vie. »

Cette malade mange peu. Le vendredi elle ne voudrait prendre aucune nourriture, et passerait volontiers sa journée à prier ; elle manifeste quelques idées mystiques ; elle ne sait pas travailler; elle ne peut qu'aider au ménage, mais elle est tout à fait incapable de se livrer à un travail suivi. Très calme, elle dort bien et est réglée d'une manière convenable.

OBSERVATION II·

SOMMAIRE : *Débilité mentale. — Excitation maniaque à son entrée; impulsions: — Troubles de la sensibilité générale. — Idées mélancoliques et mystiques. — Idées hypochondriaques.*

L... Marie-Ernestine, s. p. âgée de 25 ans, est atteinte de malformation de la bouche ; elle avait toujours été douce et docile, lorsque, à la suite d'une peur, (?) son caractère changea ; elle devint subitement violente, difficile et capricieuse.

Son père est mort d'un cancer à l'estomac. Sa mère était nerveuse, impressionnable ; étant grosse de la malade elle avait eu une vive frayeur (?)

Depuis trois mois, la malade avait le sommeil très irrégulier et l'excitation augmentant de jour en jour, elle entre à l'asile Sainte-Anne le 17 octobre 1882, et elle est l'objet d'un certificat ainsi conçu :

Excitation maniaque : désordre dans les idées, les actions ; actes inconscients : impulsions violentes et dangereuses.

Après un traitement de deux mois, le calme est revenu et la malade a commencé à s'occuper un peu. Parfois elle a des vertiges et des défaillances, *la tête lui tourne* ; elle ne tombe pas et prétend avoir conscience de ce qui lui arrive.

L'intelligence est très faible : L... répond avec peine ; elle est d'une timidité excessive. Elle se plaint de dormir mal, son sommeil est fréquemment troublé par des cauchemars.

En novembre 1883, elle est triste, inquiète ; depuis quelque temps sa santé la préoccupe, elle a peur de mourir. Elle se plaint de la tête, de la poitrine, etc.

« *Elle éprouve, dit-elle, des tiraillements dans l'estomac; elle*

« a des palpitations de cœur : c'est comme si on lui tordait le
« cœur. Elle a les poumons enflammés, irrités. Le ventre est
« malade également, et d'ailleurs il lui serait difficile de dire où
« elle ne souffre pas, car tout est douloureux chez elle. Cet état
« maladif lui fait peur, l'inquiète : elle a peur de tomber tout à
« fait, de prendre le lit ; son esprit est dérangé, elle n'a plus
« de mémoire, elle ne sait pas ce qu'elle fait. Elle n'entend pas
« de voix en ce moment, mais elle a bien peur d'en avoir. Elle
« a cette crainte bien accentuée, surtout depuis trois jours.
« Elle a eu autrefois des hallucinations de l'ouïe, »

Elle se plaint de bourdonnements, de sifflements dans les
d'oreilles

Elle voit des images, surtout des images religieuses représentant Dieu et la sainte Vierge.

« Elle est, dit-elle, trop profondément atteinte pour pouvoir
« guérir ; elle est condamnée à souffrir toujours, heureusement
« la mort sera bientôt arrivée. D'un autre côté, elle craint de
« perdre tout à fait la raison. »

REMARQUES : Les observations *I* et *II* nous montrent
deux malades faibles d'esprit devenues mélancoliques.
Elles ont eu des hallucinations qui expliquent l'activité
du délire dont elles étaient atteintes au début et les
idées mystiques qui ont persisté. Peu à peu, les troubles
sensoriels diminuent d'intensité et finissent même par
disparaître presque entièrement, il n'est resté que des
troubles de la sensibilité générale avec dispositions mélancoliques, état bien propre au développement des
préoccupations hypochondriaques.

Toute leur attention se rapporte presque exclusivement à leur individualité physique et morale.

Elles voient tout en noir, elles parlent sans cesse de

léurs maux, de leurs maladies, et l'une d'elle (Obs. II)
va jusqu'à redouter les troubles de l'esprit; elle a
peur d'être hallucinée de nouveau, quelques bourdonnements d'oreilles et des *« visions dans le rêve, »* selon
son expression, sont des menaces qui l'effraient beaucoup et lui enlèvent tout repos : *« elle a peur de devenir
folle »*

Cet état observé chez nos deux malades ressemble
entièrement à celui décrit par les auteurs dans la première période de la nosomanie.

OBSERVATION III.

SOMMAIRE : *Débilité mentale. — Excitation maniaque à son
entrée ; délire mélancolique ; masturbation; hallucinations;
troubles de la sensibilité générale. — Idées hypochondriaques
et idées de suicide : plusieurs tentatives.*

F. Théodora S. P., âgée de 40 ans, traitée une première fois
en 1873 à l'asile de Pau, entre à l'asile Sainte-Anne le 1er avril
1879. Le certificat immédiat est ainsi conçu :

« *Excitation maniaque avec incohérence et loquacité. Insomnie,*
« *agitation, chants, cris, etc.* »

L'agitation est excessive pendant plusieurs mois. F... est violente, menace, éprouve irrésistiblement le besoin de frapper.

Peu à peu le calme revient. En décembre elle commence à
s'occuper; mais elle est obtuse, sans initiative. Elle mange avec
difficulté et recherche l'isolement pour se livrer à la masturbation.
Elle est très triste habituellement. Elle se trouve malheureuse
et se croit perdue. Son visage exprime une anxiété profonde.

« Elle n'a plus d'âme, plus de cœur ; pour sa famille elle
« n'éprouve plus aucun sentiment affectueux ; elle est indifférente
« et paralysée, n'éprouvant jamais que le désir de faire du mal,
« de tuer, d'assassiner.

« Dans l'estomac, il y a quelque chose qui la dévore ; sa cer-
« velle est détruite ; une bête la ronge. Elle n'est ni vivante ni
« morte. Elle est idiote, obsédée, dominée par des êtres mystérieux.

De temps en temps elle présente pendant plusieurs jours de
l'exitation à laquelle fait suite une dépression profonde.

Les idées hypochondriaques dominent à toutes les périodes.

Novembre 1883. — « Elle croit avoir le ver solitaire et cela la
« rend très mauvaise : elle ferait du mal à quelqu'un. L'indiffé-
« rence est complète : bonne ou mauvaise nouvelle, peu lui
« importe, tout lui est égal. Elle aimerait mieux être morte, son
« cœur est paralysé ; elle souffre dans les poumons, dans l'esto-
« mac, partout. »

Il y a un an, elle a avalé le contenu d'une fiole d'encre, de l'in-
digo et quelques épingles pour s'empoisonner. « Or, ses nerfs
« sont tellement malades qu'elle n'a pas senti les effets de toutes
« ces substances.

« Ses intestins sont paralysés, presque bouchés, elle ne va que
« rarement et difficilement à la garde-robe. Elle est incurable,
« elle a probablement un ulcère dans l'estomac ; quelquefois elle
« se sent la tête toute vide : quelquefois elle croit que son crâne
« va éclater.

« Une mauvaise magie est certainement contre elle. Ses pensées
« ne lui appartiennent plus, elle ne se rend compte de rien et du
« reste elle a assez vécu. — Elle est tourmentée parce qu'elle est
« sans âme sans cœur ; son corps est malade ; elle ne peut plus
« prier, elle n'est plus un être humain. — Au commencement de
« son séjour ici, elle entendait des voix, maintenant elle n'en a
« plus du tout. Il lui arrive quelquefois des odeurs de fleurs et
« des odeurs de soufre. On dirait qu'elle n'est plus entière, qu'on
« l'a dédoublée, qu'on lui a sorti une partie d'elle-même. — Elle
« demande un vésicatoire. Elle est tourmentée, inquiète, parce
« qu'elle est incomplète. Elle voudrait mourir. »

Son attitude est anxieuse, inquiète, ses idées hypochondriaques la font beaucoup souffrir. Elle s'excite quelquefois.

Nous n'avons pu obtenir aucun renseignement sur ses antécédents.

OBSERVATION IV.

SOMMAIRE : *Débilité mentale. — Hystérie. — Pratiques religieuses exagérées. — Rêves érotiques, masturbation, illusions génitales; idées de suicide. — Hallucinations de l'ouïe et de la vue. — Idées de persécution. — Délire mélancolique, idées de possession, conceptions hypochondriaques. Croit avaler toutes les personnes qu'elle rencontre.*

J... Marie, ancienne religieuse, 43 ans, de constitution lymphatique et nerveuse, intelligence peu développée, esprit faible et inquiet. Elle fut élevée par des religieuses, et elle a toujours vécu dans les communautés jusqu'à l'âge de 27 ans.

Son père a 72 ans, sa mère, 74 ans; tous les deux sont nerveux.

Une cousine de la malade a été traitée plusieurs fois dans une maison de santé.

L'éducation de J... fut faussement dirigée ; les pratiques d'une dévotion exagérée et d'un mysticisme outré ne pouvaient que faire éclater le délire dans un terrain prédisposé.

Toute jeune encore, les attaques d'hystérie avec leur cortège de symptômes protéiformes firent leur apparition : elle eut des extases qui se terminaient par un état de ravissement et de béatitude extrême.

A 24 ans, la forme contemplative de ses élans mystiques s'exagérant de plus en plus, la surexcitation devint extrême; elle eut des pensées et des rêves érotiques, elle se livra à la masturbation avec frénésie. Les illusions génitales prirent une intensité excessive ; elle se figura qu'on lui introduisait dans les organes génitaux des objets de toute nature, pour lui procurer des sensations voluptueuses, et qu'un homme cohabitait avec elle toutes les nuits.

Se croyant coupable et se considérant *comme un monstre indigne de vivre et de porter l'habit religieux*, elle manifesta des idées de suicide. A 27 ans, elle quittait le couvent en proie à un délire des plus actifs.

Les spirites furent consultés, sa guérison leur fut demandée ; électricité et magnétisme tout fut employé mais sans résultat sur ses hallucinations qui ne lui laissaient aucun repos.

« *Elle était toujours en pays étranger dit-elle ; tantôt dans l'eau* « *au milieu des poissons, tantôt dans l'enfer*, etc... Enfin, elle entra à l'asile Ste-Anne le 30 mars 1875, avec le certificat médical suivant :

« *Manie chronique ; idées mystiques entremêlées d'idées de* « *persécution très confuses. Menaces de suicide* ».

A son arrivée, elle est irritée, s'accuse d'avoir commis de grands crimes ; elle n'est plus digne de vivre et désire la mort. Ses idées sont confuses.

Peu à peu, le calme succède à l'excitation du début ; elle devient douce, s'occupe au ménage, mais le délire mélancolique conserve la même intensité.

Les années qui suivent n'apportent avec elles aucune modification. « *Elle a le diable en elle ; elle avale tout le monde ; on la* « *pousse à dire des choses méchantes ; c'est le démon qui l'inspire* « *et qui a mis un fluide impur dans son corps ; elle est victime* « *d'une décomposition ; elle avale ses organes ; sa tête, son estomac,* « *son cœur renferment des diables ; une traînée de boue lui couvre* « *les yeux, elle en a partout et même dans la gorge. Elle ne peut* « *se résoudre à boire pour ne pas étouffer, et se figure que tous* « *ses organes sont bouchés. Son corps renferme une bête énorme.* « *Des ombres circulent autour d'elle, elle ne voit les objets qu'à*

« *travers un brouillard. En marchant, elle est parfois obligée de*
« *s'arrêter, de rétrograder pour reprendre sa course ensuite.* »

1883. L'intelligence est faible, les idées de possession et les
conceptions hypochondriaques sont prédominantes.

« *Elle n'a plus d'âme ; elle ne voit pas les choses comme tout le*
« *monde ; ce qui fait plaisir aux autres l'attriste, et réciproque-*
« *ment ; quelque chose la pousse à se réjouir du mal qui arrive.*
« *Elle est possédée, et ne peut expliquer autrement tout ce qui*
« *se passe dans son corps et tout ce qu'elle éprouve. Le diable la*
« *dirige complètement et provoque toutes ses actions. — Veut-elle*
« *entrer dans une salle, elle se dirige vers la porte, s'arrête, et est*
« *obligée de se porter plusieurs fois en arrière avant de pouvoir*
« *en franchir le seuil. Le diable lui fait ainsi renouveler plusieurs*
« *fois les mêmes mouvements.* »

Toutes les fois qu'elle rencontre un homme, ses yeux se dirigent
immédiatement vers les organes génitaux de celui-ci et *elle croit
les voir très distinctement à travers les vêtements*, aussi, est-elle
obligée de se détourner subitement quand elle en rencontre un.
C'est pour ce motif, qu'elle refuse d'aller au parloir, et qu'elle n'a
pas voulu recevoir la visite de son père depuis son entrée.

Quand elle essaie de résister aux ordres du diable : « *il l'in-*
« *jurie et la menace de lui faire voir des choses horribles. Assez*
« *souvent elle voit passer devant elle des figures de l'autre monde*
« *qui se livrent à des danses infernales.* »

Elle accuse fréquemment des sensations de brûlures, de piqûres
à la peau. Les parties génitales sont le siège de picotements et
de surexcitations désagréables.

Sa santé la préoccupe beaucoup.

« *Les poumons sont malades, en mauvais état ; sa gorge est*
« *remplie de boue ; son sang est décomposé ; elle n'a plus de*
« *cœur ; tous ses organes sont remplacés par des diables.* »

Très souvent, quand elle rencontre une personne, elle croit
l'avaler, elle est alors obligée de cracher, et se figure avoir
expectoré la personne avec son crachat.

Cette malade a, régulièrement ses règles. Son sommeil est

assez bon. L'appétit est faible. Elle s'occupe au ménage ; elle est calme, douce aimable avec les autres malades. Sa dévotion est excessive, son attitude est toujours triste, inquiète. Elle se plaint constamment de sa mauvaise santé et de la domination du démon.

OBSERVATION V

SOMMAIRE : *Débilité mentale. — Pratiques religieuses exagérées. — Masturbation. — Délire mélancolique : idées de damnation tentative de suicide. — Illusions et hallucinations. — Idées de possession. — Troubles de la sensibilité générale. — Idées hypochondriaques.*

S. Madeleine, cuisinière, âgée de 43 ans, présente les antécédents suivants :

Un grand père buveur, s'est noyé à un âge avancé. Le père est buveur. La mère est bien portante.

Une sœur a eu, à la suite d'une fièvre typhoïde, un accès de délire dans lequel elle s'imaginait être damnée. De cet accès elle a conservé une disposition particulière à l'ennui et à la tristesse.

Dans sa jeunesse, la malade était susceptible, d'un caractère difficile. A 24 ans, elle a une fièvre typhoïde avec délire intense ; elle se croit damnée, elle a peur des flammes de l'enfer ; cet état dure deux mois. Après, elle peut vivre de la vie ordinaire, mais ses idées ne l'ont pas quittée complètement ; elle a conservé une dévotion exagérée. En 1831, au moment de la semaine sainte, elle passe toutes ses journées à l'église, elle est irritée, difficile, fuit le monde ; quelques mois après, elle quitte sa place pour aller se reposer chez ses parents, où elle continue à se livrer à des pratiques religieuses excessives. Trois semaines avant son entrée elle ne dort plus; elle est tourmentée, anxieuse; elle se croit damnée et manifeste des idées de suicide. Le 20 avril 1882, elle entre à l'Asile Ste-Anne accompagnée du certificat médical suivant:

« *Délire mélancolique : elle est perdue, damnée, a commis de* « *grandes fautes ; idées mystiques, impulsions au suicide.* » etc.

Son visage exprime l'anxiété la plus complète ; elle a commis de grandes fautes, elle est damnée. De temps à autre elle pousse des cris aigus, sous l'influence du démon, dit-elle, car elle se croit possédée. Les mêmes vociférations se produisent souvent.

Sa santé la préoccupe, elle accuse des sensations douloureuses dans toutes les parties du corps. Au mois de mars 1883, un phlegmon très étendu du bras droit ne modifie en aucune façon le délire.

Septembre 1883. — Toujours la même attitude, inquiète et tourmentée, son regard est suppliant. « *Elle a entendu dire que* « *ceux qui persécutent l'église étaient perdus. Or, elle a persé-* « *cuté l'église en faisant de mauvaises actions; elle est donc* « *damnée. Elle a péché et insulté Dieu dès sa plus tendre enfance,* « *car, elle avait à peine 10 ans, quand elle a commencé à se* « *livrer à la masturbation, et non contente de s'introduire toutes* « *sortes d'objets dans le vagin elle a permis à des garçons de faire* « *sur elle des attouchements plus ou moins répétés.* — *Elle est* « *perdue pour toujours; elle sent que sa figure est celle d'un* « *monstre; elle est étouffée, sa gorge est serrée, elle ne respire* « *plus. Elle est enflée, brisée. Elle a mal dans les jambes; par* « *moments il lui semble qu'elle est placée sur une vague et qu'elle* « *est balancée dans tous les sens.*

« *Son corps est décomposé, il n'existe plus ; il ne lui reste que* « *l'enveloppe. Sa bouche est malade, ses dents tombent comme si* « *elles n'avaient plus de racines. Ses membres sont broyés. Elle* « *croit avoir la tête coupée en morceaux; ses yeux sont retournés,* « *elle voit le monde comme une ombre. Elle voudrait bien se tuer,* « *mais elle ne peut pas mourir. Elle entend des choses désa-* « *gréables, on parle constamment contre elle : on dit qu'elle est*

« *un esprit infernal, on l'injurie ; des voix lui disent des gros-*
« *sièretés.*

Elle a toujours faim, mais ce qu'elle mange à goût de : « *vert de*
« *gris, de vitriol* ». Elle perçoit des odeurs de : « *soufre et de*
« *putréfaction* ». Ses membres « *brulent comme s'ils étaient dans*
« *le feu, elle se figure être toute nue au milieu des flammes*
« *de l'enfer ; sa souffrance doit être éternelle. Son esprit ne peut*
« *penser à l'avenir, il ne peut que se reporter en arrière pour lui*
« *faire voir ses mauvaises actions. Les sentiments n'existent plus*
« *chez elle, il lui est agréable d'insulter ses parents, de leur faire*
« *de la peine, elle voudrait voir la terre foudroyée. Elle a vu un*
« *diable qui voulait la jeter dans un brasier, le démon habite son*
« *corps, elle est le démon lui-même. Elle est le fléau de la guerre.*
« *Tout le mal n'arrive que par elle, elle fait mourir le monde.*
« *Parfois elle a éprouvé le besoin de crier comme les bêtes, comme*
« *les chiens ; elle a donné sa malédiction à tous les animaux du*
« *pays* ».

Cette malade est anxieuse, affaissée, ses mouvements sont
lents, son regard est suppliant. Il existe chez elle un abattement
général.

REMARQUES. — Les observations III, IV et V nous
présentent des troubles considérables et des conceptions beaucoup plus variées que les deux premières.

Nous avons là des dégénérées, des faibles d'esprit
chez lesquelles des hallucinations de plusieurs sens
donnent lieu à un délire mélancolique, avec idées de
persécution et tentatives de suicide.

Chez ces malades, les troubles de la sensibilité générale ont une intensité très grande, et donnent chaque
jour un nouvel aliment aux fausses conceptions; les
préoccupations hypochondriaques sont exprimées avec

plus de vivacité; elles sont beaucoup plus absurdes que chez les deux premières. L'une (obs. III) *est dédoublée, elle n'est plus qu'une partie d'elle-même, une bête lui ronge la cervelle, un ver solitaire lui dévore l'estomac.* L'autre (obs. IV)) est victime d'une décomposion « *ses organes « sont bouchés et occupés par des diables; elle avale ses or- « ganes et les personnes qu'elle rencontre* ». La troisième (obs. V) nous présente aussi des idées de possession : « *un diable habite son corps qui est décomposé, sa tête est « coupée, ses yeux sont retournés, etc., etc.*

Le délire chez ces malades, répond bien à la 2ᵉ pé-/ riode, indiquée par Marcé, dans ce qu'il appelait la mo- nomanie hypochondriaque.

OBSERVATION VI

SOMMAIRE : *Débilité mentale. — Idées mélancoliques. — Tenta- tive de suicide. — Alternatives d'excitation et de dépression. --- Hallucinations de l'ouïe, de l'odorat, quelques idées de persécu- tion. — Troubles de la sensibilité générale, idées hypochondria- ques. — Idées de satisfaction et ambitieuses.*

C..., Jeanne-Charlotte, veuve C..., ouvrière, âgée de 47 ans, n'a point d'antécédents héréditaires connus, mais elle est faible d'esprit. Elle a beaucoup travaillé et se nourrissait mal. Elle a perdu un enfant de 13 ans, d'une fièvre typhoïde. Cette mort a donné lieu à un grand chagrin. Peu à peu, elle est devenue mé- lancolique, a manifesté le désir de mourir. Croyant qu'on devait la brûler, lui faire du mal, elle a essayé de se jeter par la fenêtre.

Le 1er décembre 1880, elle est entrée à l'asile St-Anne accompagnée du certificat suivant : *stupeur alternant avec accès d'agitation ; murmure, répond à peine — délire datant de 6 mois ; aigu depuis 15 jours — tentative de suicide — insomnie.*

Elle est triste, absorbée, se plaint de la tête ; elle refuse les aliments.

Son attitude est celle de la prière ; elle entend dire qu'on veut faire du mal à ses enfants.

Pendant les années 1881 et 1882, elle présente des alternatives d'excitation et de dépression.

Elle est hallucinée, on lui dit qu'elle a enterré son mari vivant, qu'elle a empoisonné ses enfants. Elle entend la voix de son mari.

Elle accuse des douleurs de tête, des bourdonnements d'oreilles, sa santé la préoccupe beaucoup. Elle raconte que « *presque tous les jours elle accouche d'un enfant* » elle manifeste des idées de satisfaction et ambitieuses « *elle va faire un mariage riche, etc.* »

Octobre 1883. — Tantôt expansive, tantôt déprimée, aujourd'hui elle est triste et verse des larmes abondantes : *Elle est atteinte d'affection chronique ; elle a des tressaillements, des faiblesses dans l'estomac qui est râclé et rétréci, probablement, car le pain ne peut pas passer (elle mange avec avidité). Le ventre lui fait mal : elle est enceinte de quatre mois et demi, c'est une petite fille cette fois-ci, elle remue, elle est plus portée à gauche qu'à droite. Toutes les nuits elle est chloroformée, elle est comme morte, c'est alors qu'elle reçoit la visite de Henri de Hauteville. C'est ainsi qu'elle est devenue enceinte. Depuis 4 ans elle devenait enceinte tous les mois, mais elle faisait une fausse couche à chacune de ses époques, tandis que cette fois « ça reste ». Elle n'a plus de foie ; pendant plus de 20 ans, elle a eu 5 sangsues dans le corps qui lui ont rongé le foie et la rate. Une de ces sangsues a fait un trou dans son cerveau. Les cancers ne l'ont pas épargnée non plus, elle en a un dans le ventre, un autre dans l'estomac, un autre dans la cervelle.*

Cette malade est très hallucinée ; très souvent elle se couche par terre, pour mieux entendre ses parents qui, dit-elle, sont sous le plancher. On lui envoie des « *odeurs de rhum et d'esprit de vin* ». Quelquefois ses matelas sentent « *la mort* ». Fréquemment elle pleure et se croit de plus en plus malade.

La mémoire est conservée, elle se rappelle la date de sa naissance, etc., etc.

OBSERVATION VII

SOMMAIRE : *Débilité mentale, excitation, hallucinations. Troubles de la sensibilité générale. Délire de persécution ; idées hypochondriaques ; idées ambitieuses et de grandeur.*

B..., Marie-Clarisse, gouvernante, 27 ans, entre à l'asile Sainte-Anne le 6 novembre 1881, avec le certificat médical suivant : « *folie hystérique; dénonciation contre les prêtres, les jésuites,* « *les religieuses : enfants jetés dans les fosses d'aisance. Préten-* « *dus attentats sur sa personne. Excitation demi-turbulente,* « *excentricités.* »

Elle est légèrement excitée, loquace et incohérente. Elle raconte que dès son enfance on a voulu la faire mourir : « *on l'a tuée,* « *étranglée, mais elle est revenue à la vie; bien des fois déjà elle* « *est morte et ressuscitée.*

« *Le coupable c'est un prêtre qui jetait les enfants dans les* « *lieux, dans les puits, et qui avait des filles de toutes les femmes* « *du pays. Les religieuses qui l'ont élevée la battaient comme plâ-* « *tre, lui refusaient à manger; on l'a rendue folle, on lui a im-* « *posé des parents qui n'étaient pas les siens. Elle existait avant* « *le père et la mère qu'on lui a donnés. Sa tête a été folle elle en* « *a une autre qui est bonne : on lui a changé sa figure. Elle est la* « *princesse d'Aremberg; elle a rempli une grande mission, et*

« depuis cent ans elle est domestique, servante des Bourbons et
« elle leur fait la loi. Des millions lui appartiennent. On l'a em-
« poisonnée; on lui a donné l'aspect d'une femme de 60 ans. Jour
« et nuit son corps est changé. Louis B... n'est pas son père et elle
« est sa mère à elle-même; elle n'a pas de père.

Ses oreilles sont constamment cachées par un fichu et du coton,
elle dit : « qu'elles sont gelées et qu'elles sont paralysées. Elle mettra
« toute sa fortune, tout son pouvoir, toute sa puissance sous ses
« pieds, elle se fera sorcière. Toute la terre est en son pouvoir,
« elle fera crouler l'Europe. Elle est toujours ici pour la maladie:
« elle a la fièvre, elle a de mauvaises dents et elle a mal aux
« oreilles; c'est le mal de gorge qui sort par l'oreille. Elle a mal
« au ventre, mal au côté, mal partout. Elle a les cuisses en eau,
« Elle est cassée, brisée; elle souffre des pieds à la tête. Ses os
« sont coupés, elle est tout en feu, tout en flamme. Cet état existe
« depuis 30 ans, et il y a cent ans qu'elle travaille. Elle a deux
« têtes, celle qu'elle a en ce moment ce n'est pas la vraie, ce n'est
« que le demi-quart, ce n'est qu'un abrégé de sa vraie tête, ce
« n'est qu'un trou. Mais elle en a une autre. Sa main n'est pas
« entière, elle n'en a qu'une partie. Elle est aveugle, mais elle
« n'est pas sourde, elle entend trop bien. Les curés et les sœurs ne
« valent rien; ce sont des misérables, des coquins. Les sœurs ne
« sont que des hommes habillés en femme. Ils l'ont volée et lui
« ont donné des maladies et des malaises; ce sont des canailles,
« des rebuts, ce sont eux qui font la guerre et la révolution, ce
« sont eux qui la persécutent depuis plus de 100 ans; ils ont dé-
« truit le monde. Elle a des millions en terrains, en maisons et
« en argent. Le château et la forêt de Bourges lui appartiennent;
« Elle est savante et possède toutes les sciences. Elle en a assez,
« elle ne veut plus être la domestique des Bourbons, elle ne veut
« plus de maladies ni de malaises; elle veut se retirer dans son
« château et vivre de ses rentes.

« On lui fait changer à chaque instant de cuirasse, de toison :
« Ce corps ce n'est pas à moi. » Elle a une sonnette dans la tête,
« elle a mal dans la bouche, aux dents, etc., etc. On lui donne de
« la cuisine empoisonnée, la bouche en est empâtée, etc.

Remarques : Les observations VI et VII sont beaucoup plus intéressantes encore que les premières, car en outre des troubles sensoriels et des manifestations délirantes que nous avons rencontrés chez nos premières malades, nous voyons ici les idées ambitieuses ou de grandeur se mélanger avec les idées hypochondriaques.

L'une (obs. VI) nous raconte que : *tous les jours elle accouche d'un enfant, ou bien qu'elle fait une fausse couche tous les mois ; des sangsues lui ont dévoré le foie, la rate. Elle a des cancers dans plusieurs organes.*

Comme idées ambitieuses nous trouvons des projets de mariage avec un noble très riche.

La malade qui fait l'objet de l'obs. VII *dit qu'elle est la princesse d'Aremberg et qu'elle est chargée d'une grande mission. Sa fortune est immense : elle possède au moins cent millions, toute la terre est en son pouvoir ; elle ajoute ensuite qu'elle est la domestique des Bourbons.*

Chez elle les idées hypochondriaques sont très accentuées : *elle a 2 têtes, celle qu'elle a en ce moment n'est qu'un abrégé de sa vraie tête ; elle est aveugle, elle a une sonnette dans le crâne, ses os sont coupés ; on lui fait changer de cuirasse et de toison à chaque instant.*

Cette malade se fait remarquer aussi par une multiplicité de conceptions erronnées relatives à la personnalité.

Dans ces deux observations, nous voyons que l'association des idées laisse beaucoup à désirer, le jugement est défectueux ; les manières et les actes sont inconséquents et puérils.

En examinant d'une façon attentive ces observations recueillies chez des faibles d'esprit, on remarque des manifestations hypochondriaques présentant des différences bien tranchées.

Chez les deux premières nous trouvons un état particulier, caractérisé par une inquiétude continuelle de leur santé, et une complaisance extrême à analyser toutes les sensations qu'elles perçoivent ; mais leurs interprétations, tout en tenant du délire, ne portent pas le cachet de l'absurdité exagérée. Chez elles, nous trouvons bien ce qu'on est convenu d'appeler la mélancolie hypochondriaque.

Dans les cinq autres observations nous trouvons des idées délirantes plus nombreuses et plus variées, et chez ces malades, le délire hypochondriaque revêt toutes les couleurs de l'absurdité et du ridicule. Mais ce qui nous frappe tout d'abord, c'est la grande analogie qui existe entre les symptômes que nous présentent quelques-unes de ces malades, avec les symptômes que nous rencontrons habituellement dans la paralysie générale.

Les deux dernières surtout (Obs. VI et VII) sont très remarquables et très intérressantes à ce point de vue.

Après les avoir analysées avec une certaine attention on est frappé de la richesse, des variétés et de la forme des conceptions délirantes, et il est logique de se demander, si on ne se trouve pas en face des manifestations produites par la démence paralytique.

En effet, chez ces deux malades non seulement nous trouvons des idées hypochondriaques et des idées ambitieuses c'est-à-dire les manifestations psychiques habituelles dans la paralysie générale ; mais encore, nous trouvons des signes très accentués de faiblesse intellectuelle qui pourraient facilement être pris pour des signes de démence.

Que se passe-t-il chez la malade qui fait l'objet de l'observation VII ?

Nous remarquons des idées de grandeur et des idées hypochondriaques ayant le caractère de celles que l'on considère comme pathognomoniques de la paralysie générale.

En effet les conceptions de B... sont multiples, mobiles et contradictoires ; tout en parlant de sa puissance, de son pouvoir et de sa fortune, elle ne craint pas d'avouer que depuis 100 ans, elle est la domestique des Bourbons ; et que, malgré cette position infime, elle leur fait la loi. Elle énumère tous ses pouvoirs, sés forces, son savoir et ses capacités avec emphase ; et son visage prend une expression de satisfaction orgueilleuse qui répond bien à cet état d'optimisme généralisé, indiqué par M. Foville, comme un des degrés de l'exagération de la personnalité dans la paralysie générale. En outre, toutes les conceptions de B... portent le cachet d'une intelligence débile, cachet, ayant la plus grande ressemblance avec celui de l'affaiblissement intellectuel.

Cette malade nous dit : *être âgée de 100 ans ; elle est sa mère à elle-même et n'a jamais eu de père. Elle possède deux têtes, dont l'une est folle et celle qu'elle a en ce moment n'est qu'un abrégé de sa vraie tête ; elle est aveugle,* etc. »

Chez elle le délire ambitieux et le délire hypochondriaque existent, et sont intimement combinés entre eux.

Que remarquerions-nous de plus comme manifestations délirantes chez un paralytique général ?

Nous savons que la paralysie générale est essentiellement constituée par deux ordres de symptômes, des troubles de la motilité et des désordres de l'intelligence ayant pour caractère essentiel un fond commun de démence. Nous avons vu la similitude qui existe entre ces derniers symptômes et ceux observés chez notre malade ; il nous reste donc à examiner s'il existe, chez elle, des troubles des mouvements.

Nous ne trouvons aucune lésion de la motilité; il n'existe pas de faiblesse musculaire dans les jambes; les mouvements des bras et des mains, ont toujours la même précision. B... travaille à la couture et est assez habile, les fonctions digestives s'accomplissent normalement.

La prononciation ne présente aucune altération, et les pupilles sont égales et normales.

En résumé, nous ne rencontrons chez B... aucun des phénomènes somatiques de la paralysie générale; nous ne pouvons donc malgré ses troubles psychiques la considérer comme étant atteinte de cette dernière maladie.

Dans l'Obs. VI nous trouvons également des idées hypochondriaques et des idées de satisfaction portant les stigmates d'une intelligence faible qu'un examen superficiel ferait prendre facilement pour des signes de démence. D'un autre côté C... ne présente aucun trouble physique.

Dans les observations III IV et V nous ne trouvons pas trace d'idées ambitieuses ou de grandeur; mais nous savons que, dans la paralysie générale à forme dépressive, on ne rencontre souvent que du délire hypochondriaque. Or, les conceptions hypochondriaques de nos malades ont revêtu un cachet spécial, qui montre le peu de développement de leurs facultés intellectuelles; et ces mêmes conceptions ont une grande analogie avec celles de nos paralytiques générales dont les observations seront rapportées plus loin.

Malgré cette similitude dans les troubles intellectuels nous ne pouvons considérer nos malades : (Obs. III IV et V) comme paralytiques générales, car chez elles la motilité est intacte; il n'existe aucun signe d'affaiblissement musculaire; la parole n'est le siège d'aucun trouble et les pupilles sont normales.

En résumé, ces observations nous montrent clairement que, chez des malades atteints de débilité mentale, on peut rencontrer certaines manifestations délirantes ayant la plus grande analogie avec les fausses conceptions qui sont pour ainsi dire pathognomoniques de la paralysie générale

Celles-ci portent dans leurs efflorescences le cachet de la démence, c'est-à-dire le cachet de l'affaiblissement intellectuel acquis; celles-là, portent les stigmates de la faiblesse intellectuelle congénitale.

Ces deux états morbides de l'intelligence ont entre eux
beaucoup de similitude et lorsqu'ils sont colorés par
un délire ambitieux ou par un délire hypochondriaque
plus ou moins varié, il est nécessaire pour éviter des
erreurs de diagnostic, d'étudier avec le plus grand soin
la motilité et les fonctions physiques.

On pourrait être étonné de cette grande variété de
formes et des nuances nombreuses que le délire peut
affecter chez les faibles d'esprit : cependant il est, sans
doute, possible de s'expliquer la genèse de ces divers
phénomènes, en se rappelant que, chez ces dégénérés,
l'esprit d'imitation est quelquefois très développé. Peut-
être empruntent-ils certaines de leurs manifestations
délirantes aux malades avec lesquels ils sont sans cesse
en contact, dans les asiles d'aliénés.

CHAPITRE II

Le Délire hypochondriaque chez les héréditaires

Une des causes les plus importantes de l'aliénation mentale est sans contredit l'hérédité. Elle exerce une influence toute spéciale sur la Genèse de la folie à laquelle elle imprime des caractères bien nets et bien tranchés qui ont été étudiés d'une façon remarquable par Moreau de Tours, Grieninger, Morel, Magnan, etc..

Depuis les travaux de ces auteurs, il est presque toujours possible, en étudiant attentivement l'état mental d'un malade, de dire s'il appartient ou non, à une famille d'aliénés, alors qu'on ne sait rien sur ses antécédents.

Les héréditaires oublient de se mettre en rapport sympathique, conscient ou inconscient avec la nature humaine environnante (Maudsley). Ils se font remarquer par des anomalies physiques et morales très accentuées, ils ont des convulsions, des tics, des déformations, de l'asymétrie dans la face et dans la tête; leur susceptibilité nerveuse est excessive ils sont irritables, impulsifs, montrent des bizarreries de conduite. Leur jugement est faux, ils forment la plus grande partie de cette classe d'individus qu'on a l'habitude d'appeler excentriques ou originaux.

Chez eux la folie peut se montrer d'emblée, sans prodromes; le délire peut faire explosion sous l'influence de la moindre cause et affecter toutes les formes; les accès peuvent avoir une durée très courte, présenter des rémissions plus complètes et plus longues; alterner avec d'autres formes. Souvent les accès cessent aussi brusquement qu'ils se sont montrés.

Ces malades peuvent alors revenir à leur état antérieur, à leur instabilité habituelle.

C'est surtout chez les héréditaires qu'on remarque ces impulsions si variées, ces obsessions de toute nature ainsi que des perversions, et des aberrations sexuelles extraordinaires.

Nous consacrons ce chapitre à la recherche du délire hypochondriaque dans cette classe de malades; nous étudierons ses caractères et ses rapports avec les autres manifestations délirantes ainsi que la physionomie qu'il peut imprimer au délire.

Observations VIII

Sommaire : *Hérédité. — Faiblesse intellectuelle. — Hallucinations et illusions. — Idées de persécution. — Troubles de la sensibilité générale. — Idées hypochondriaques.*

D..., Caroline, journalière, 41 ans ; constitution scrofuleuse. Intelligence bornée, caractère bizarre, jaloux et difficile ; était devenue insupportable depuis un certain nombre d'années, pour ses voisins et pour sa mère qui avait dû se séparer d'elle pour éviter les discussions et les querelles. Les voisins lui faisaient des misères : Des saltimbanques l'injuriaient et la tourmentaient. A chaque instant elle portait plainte à l'autorité. Sa séquestration fut demandée et elle entra le 26 juillet 1882 à l'asile Sainte-Anne avec un certificat médical ainsi conçu : *Délire de persécution ; hallucinations de l'ouïe ; on devine sa pensée ; on la force à agir ; on s'introduit chez elle pour la voler.*

Le père de cette malade, était difficile, bizarre, il aimait à boire, il fut envoyé sur les pontons en 1848. La grand'mère maternelle est morte dans une maison d'aliénés.

Une cousine paternelle avait des idées de suicide, on l'a trouvée presque morte dans une forêt.

Un frère âgé de *30 ans* est traité dans un asile depuis le *18 février 1881*, pour un délire mélancolique avec idées de suicide. Il était buveur.

La malade était très sobre. D... est tourmentée, demande justice contre de mauvaises gens qui lui ont fait du mal : « on *bavarde sur elle en arrière* » ; elle soupçonne plusieurs personnes, elle sait qu'elle a des ennemis : « *Sa santé est très mauvaise ; elle n'est pas soignée comme il faut ; elle n'a pas l'envie de devenir*

« folle, on devrait la mettre en liberté. Des gens voulaient lui
« nuire, on l'interpelait avec le téléphone et avec une machine
« électrique qui écrit 90 mots par minutes » ; elle entendait dire
au-dessus de chez elle : « cette femme ne réussira pas, nous ne le
« voulons pas. On l'insultait, on l'injuriait et on allait même jus·
qu'à lui conseiller la suicide.

Elle se rend parfaitement compte de la façon dont on produi-
sait ces voix. « Elle n'est pas une imbécile et puisqu'on peut faire
« parler une petite poupée mécanique, on peut faire parler n'im·
« porte quel instrument et surtout le téléphone.

« Pendant qu'elle faisait son ménage une voix lui disait qu'on
« la voyait se déshabiller, se coucher, faire sa toilette, et pourtant
« tout était fermé chez elle. »

On la fait souffrir, on l'interpelle à chaque instant. On lui dit
que sa famille lui en veut : on lui dit d'accuser sa sœur.

Ayant beaucoup entendu parler de Mesmer, elle a pensé que
« c'est par le procédé de Mesmer qu'on peut faire du mal à une
« personne sans la toucher, et comme toutes ces pratiques peuvent
« nuire à la société, elle s'est plainte au commissaire, On lui a
« dit qu'elle dépérirait, et en effet elle maigrit tous les jours. Dans
« le dos elle a tantôt une sensation de chaleur, tantôt une sensa-
« tion de froid ; elle se figure que quelque chose lui mange la
« colonne vertébrale ; parfois c'est comme si on lui faisait couler
« de l'eau froide sur le corps. Elle ressent aussi des brûlures ;
« c'est comme si on approchait d'elle des charbons ardents. Avec
« les instruments en question, on lui tord la tête, comme si on
« voulait la visser, on la travaille. En somme, elle souffre de par-
« tout, on dirait qu'on lui ronge les os. Elle a des étourdisse-
« ments, des engourdissements dans les doigts, dans les mem-
« bres, etc.

On lui envoie des odeurs, des parfums quelquefois, mais le
plus souvent, ce sont des odeurs nauséabondes.

Très tourmentée de son état, « elle est tellement amaigrie,
« qu'elle respire avec difficulté. Il lui faudra beaucoup de temps
« pour se remettre. »

Elle parle fréquemment d'eau sédative; elle en a fait un grand usage contre ses hallucinations. Sensibilité normale.

REMARQUES : D... est une héréditaire, faible d'esprit, chez qui des hallucinations multiples, ont donné naissance à des idées de persécutions, très actives. Les troubles de la sensibilité générale sont nombreux et les idées hypochondriaques très accentuées. « *Elle maigrit;* « *on lui tord le cœur. Quelque chose lui mange la colonne* « *vertébrale ; on lui tord la tête comme si on voulait la* » *visser, les os sont rongés.* Tous les jours elle demande de l'eau sédative pour calmer ses souffrances.

OBSERVATIONS IX

SOMMAIRE : *Mélancolie. — Idées mystiques. — Délire hypochondriaque.*

J..., Charlotte, âgée de 46 ans, institutrice, entre à l'asile Sainte-Anne le 16 juillet 1879, avec un certificat médical constatant qu'elle est atteinte de délire mélancolique avec idées hypochondriaques et idées mystiques.

Nous ne possédons aucun renseignement sur ses antécédents héréditaires, nous savons seulement qu'elle avait moins de 10 ans, lorsqu'elle perdit son père et sa mère.

Elle avait quitté Amsterdam, sa ville natale en 1871. Elle était allé professer le français, l'anglais et l'allemand à New-York, où elle vivait avec deux sœurs établies dans cette ville.

En 1878 elle était devenue malade, elle avait perdu le sommeil et l'appétit.

Un médecin consulté, avait cru à une dyspepsie, lui avait donné le conseil de cesser les leçons qui la fatiguaient beaucoup, et de quitter l'Amérique. Elle revint en France, et elle n'y était que depuis 3 mois environ, lorsque son placement dans une maison de santé fut jugé nécessaire.

Son attitude est triste, sombre, anxieuse, elle se tient à l'écart, et répond avec peine aux questions qu'on lui adresse. *Elle est « morte et demande un cercueil en manifestant le désir d'être « enterrée. Elle n'a plus de cœur, plus d'âme, plus d'estomac; elle « n'est pas vivante mais elle est éternelle.*

Elle mange peu, on doit la conduire à table avec beaucoup de difficultés, car *« elle prétend ne pouvoir ni boire ni manger « puisqu'elle est morte.*

Son initiative est nulle au début ; mais au bout de quelques semaines elle commence à s'occuper, travaille un peu, devient plus propre et a plus soin de sa personne. Ses facultés sont conservées et sa mémoire est intacte, elle se rappelle très bien les différentes dates de sa vie, et elle n'a pas oublié les langues qu'elle a apprises.

Pendant les années 1880 et 1881, le délire ne présente aucune modification. Parfois elle est plus déprimée, plus inquiète, refuse les aliments ; parfois elle semble moins tourmentée, s'occupe davantage, mais ses idées sont toujours les mêmes : *« Elle n'a plus « de sentiments, elle n'est pas vivante, tout lui manque. Elle ne « peut mourir, son âme s'est envolée ; elle vivra dans l'éternité et « elle verra mourir tout le monde. Les bras et les jambes qu'elle a, « ne sont pas à elle. Elle voudrait être folle comme toutes les ma- « lades au milieu desquelles elle se trouve car elle pourrait espé- « rer la guérison, mais la science ne la guérira jamais puisqu'elle « n'a plus de vie, plus d'âme, plus de cœur. Elle n'a plus de corps, « elle ne se sent plus, elle est morte.*

En 1882, il se produit un peu d'amélioration.

Au mois d'août de la même année, elle a conscience que ses

idées mélancoliques sont ridicules, qu'elle n'était pas morte; il y a lutte dans son esprit pour repousser le délire qui subsiste.

La malade traverse cette période de doute, lorsqu'elle est confiée à des amis qui doivent la conduire dans son pays.

OBSERVATION X

SOMMAIRE : *Hérédité. — Délire mélancolique. — Hallucinations. — Troubles de la sensibilité générale.— Périodes d'excitations. Idées hypochondriaques et de suicide.*

M..., Agathe, femme P.. , fleuriste, âgée de 34 ans, entre à l'asile Sainte-Anne, le 22 juin 1880.

Son certificat d'entrée est ainsi conçu : *Délire maniaque; excitation violente, loquacité, cris, frayeurs imaginaires. Tentatives de précipitation par la fenêtre; nulle conscience de son état.*

Son père est mort du choléra.

Une sœur de son père est morte de paralysie générale. Sa mère est morte dans un asile.

Elle a eu deux enfants; le premier est mort-né; le deuxième est âgé de 8 ans et est bien portant.

Très mélancolique à son arrivée, la malade ne répond pas aux questions. Il faut l'habiller, la faire manger, elle gâte, elle est faible. Cet état de stupeur persiste jusqu'au mois de novembre; puis, elle s'excite un peu. Elle crie, chante parfois; elle mange mieux.

En 1882, elle est moins mélancolique, elle mange, s'habille seule, s'occupe un peu; mais elle a encore un trouble assez considérable dans les idées, et une absence de discernement très marquée. Elle manque d'initiative.

Quelques accès de fièvre intermittente au commencement de

1883; elle se plaint souvent de sa santé, paraît inquiète, travaille peu.

En octobre 1883: « *Elle est très anémique ; elle n'a pas de sang;* « *elle souffre beaucoup de la tête, elle a des battements dans les* « *tempes ; sa tête est serrée comme dans un étau. Elle a des pal-* « *pitations de cœur pénibles : c'est comme si on lui tordait le* « *cœur. Les digestions se font mal. L'estomac ne fonctionne plus.*

Elle ressent des picotements, des piqûres d'épingles sur tout le corps, des fourmillements dans les membres.

« *Sa mauvaise santé l'affecte beaucoup, elle est très tourmen-* « *tée, elle a peur de devenir faible. Elle a toujours un peu de* « *fièvre mais, malgré cela, elle se force à manger afin de se refaire* « *le sang. Parfois les battements qu'elle a dans la tête se trans-* « *forment, et, elle croit entendre une voix intérieure qui lui dit :* « *ça te fera mourir.* »

Attitude triste, elle reste dans un coin, rien ne peut la distraire, tout l'ennuie, lui porte sur les nerfs : « *les nerfs se crispent,* « *elle a peur d'aller au cimetière.* »

Elle est très occupée de cette voix qui lui dit qu'elle doit mourir. Elle a peur de parler, de se plaindre aux médecins ou à ses compagnes, car dans la physionomie de tous ceux qui l'approchent elle croit lire cette sentence : « *elle est perdue.* »

Parfois elle a le désir de mourir ; si elle était libre, elle croit qu'en passant sur un pont elle se lancerait à la rivière.

Remarques : Dans cette observation, nous trouvons de l'hérédité, des périodes d'excitation et de dépression, et des idées de suicide.

Des troubles de la sensibilité générale donnent lieu à des idées hypochondriaques, qui, dans la suite, constitueront le seul délire actif: *elle n'a pas de sang, elle est anémique et c'est cette pauvreté de sang qui donne lieu, sans doute, à toutes ses souffrances.*

Les diverses sensations qu'elle perçoit dans tout le corps, mais surtout dans la tête et au cœur, sont interprétées d'une façon maladive et donnent lieu à une anxiété tellement vive que la malade reste inerte et comme paralysée. Elle n'a plus aucune énergie, aucune initiative, et, absorbée dans la contemplation de ses maux, elle trouve dans le visage de tous une expression de pitié.

OBSERVATION XI

SOMMAIRE : *Septième séquestration. — Hérédité. — Mélancolie. — Tentative de suicide. — Hallucinations de l'ouïe, de la vue. — Troubles de la sensibilité générale. — Périodes d'excitation. — Idées de persécutions. — Délire hypochondriaque.*

P..., Sophie, veuve L..., domestique, 44 ans, est en traitement à l'asile Sainte-Anne depuis le 18 octobre 1876.

Son grand-père maternel était épileptique, il a été trouvé mort dans un bois.

Sa mère était très nerveuse, irritable, difficile, bizarre. Elle est morte d'une affection de poitrine à 30 ans.

Son père est actuellement âgé de 73 ans, il a toujours été sobre et bien portant.

Elle n'avait que 6 ans, lorsque sa mère mourut ; son père se remaria, elle fut très malheureuse avec sa belle-mère, et passa le reste de son existence chez des oncles et des tantes.

Elle se maria, mais son mari étant mort trois mois après, elle fut très affectée. Elle devint rapidement mélancolique, eut des idées de suicide et tenta de s'empoisonner en absorbant une forte quantité de laudanum.

Pendant 16 ans, elle fut employée en qualité de domestique chez les mêmes maîtres. Elle était douce, adroite, gracieuse, intelligente; mais toujours plus ou moins sombre et préoccupée de sa santé. Selon l'expression de sa maîtresse, *elle se droguait continuellement.*

Déjà traitée 6 fois avant cette dernière séquestration pour des *accès de délire mélancolique avec demi-stupeur, criminalité imaginaire et idées de suicide.*

Depuis 1876, son attitude a toujours été sombre, profondément triste.

Très hallucinée, elle voyait des figures confuses se déplaçant à chaque instant. Elle voyait des têtes d'épingles dans son assiette; elle en voyait également sur les murs, qui grossissaient peu à peu et se transformaient en figures d'hommes, de femmes et d'animaux.

Des tableaux de toutes sortes se présentaient à sa vue en changeant rapidement de nature et d'aspect.

Elle présentait des troubles de la sensibilité générale : elle disait éprouver des sensations d'engourdissement, de fourmillement ; sa langue se paralysait, s'embrouillait. Elle se plaignait souvent de céphalalgie, de douleurs dans tout le corps, de faiblesse générale, etc., elle avait peur de mettre le feu ; prétendait faire du mal à tout le monde, se considérait comme un monstre indigne de vivre.

Périodes d'excitation assez fréquentes, pendant 2 ans elle a vécu dans le quartier des agitées.

Nov. 1883. — Aujourd'hui, elle est calme, douce, travaille un peu, et prétend *ne plus entendre de voix comme autrefois,* elle n'a plus d'hallucinations de la vue, les idées hypochondriaques seules prédominent.

« Elle souffre de partout, surtout de la tête, elle ressent un
« mal continu dans le cerveau, une douleur très violente et un
« engourdissement très prononcé. Elle a des palpitations de cœur,
« des étouffements; quelque chose lui serre le cœur et l'oblige de
« sortir à chaque instant dans la cour pour prendre l'air et res-

« *pirer plus librement. Il y a très longtemps qu'elle souffre de*
« *l'estomac ; elle se figure avoir des vers qui la rongen t intérieu-*
« *rement. Elle éprouve un engourdissement général, ɩ le·n'a plus*
« *de forces, elle ne peut plus travailler au ménage. Elle voudrait*
« *sortir mais elle est trop malade, et ne peut compter sur le len-*
« *demain avec une telle faiblesse et un anéantissement si profond.*
« *Elle n'avait pas eu ses règles pendant 4 ans, elles sont revenues*
« *depuis 5 mois, mais elle ne voit qu'un jour par mois. Elle n'a*
« *plus les mêmes idées qu'autrefois, sa sarté seule la préoccupe,*
« *l'inquiète et est pour elle l'objet de vives terreurs.* »

Elle mange peu. Elle dort assez bien, rêve quelquefois, mais
elle n'a pas de cauchemars.

REMARQUES : P..., qui fait l'objet de l'observation XI,
est une héréditaire qui en est à sa 7me séquestration
pour des accès de délire mélancolique avec idées et
tentatives de suicide.

Très hallucinée, pendant longtemps elle a présenté de
fréquentes périodes de vive agitation, puis elle est devenue calme peu à peu, et depuis, avec de nombreux
troubles de la sensibilité générale, elle a manifesté des
idées hypochondriaques.

D'ailleurs, depuis fort longtemps, sa santé était l'objet
de vives préoccupations; elle allait fréquemment chez
le médecin et plus souvent encore chez le pharmacien.

Actuellement elle se plaint de partout : *tous ses orga-*
nes sont malades, engourdissements, palpitations, etc. Elle
se figure que *des vers lui rongent le cœur.* Tout ce qui
n'a pas rapport à son individualité physique lui est in-
différent.

OBSERVATIONS XII

SOMMAIRE : *Hérédité. — Excès alcooliques. — Délire mélancolique. — Idées de suicide. — Troubles de la sensibilité générale. Idées hypochondriaques.*

M..., Mélanie-Marie, femme F..., âgée de 56 ans, sans profession entre à l'asile Sainte-Anne le 1er mars 1881.

Les débuts de la maladie remontent à un an environ. Son caractère est devenu sombre, puis elle a manifesté du découragement, de l'ennui, des craintes sur son avenir, sa santé, sa famille. Enfin, elle a présenté des idées confuses de suicide; elle demandait du poison, du charbon pour se faire mourir.

Les renseignements donnés par le mari, nous apprennent que la malade a des antécédents héréditaires et qu'elle appartient à une famille de buveurs.

Le père est mort à 70 ans, il était toujours ivre. La mère s'est pendue, elle buvait beaucoup.

Sur cinq enfants, l'aînée, sœur de la malade, est bien portante et n'a jamais présenté d'affection nerveuse.

La deuxième, est la malade, qui buvait beaucoup depuis longtemps.

Le troisième est un frère qui est très exalté, drôle, bizarre, buveur.

Le quatrième, un frère buveur, qui plusieurs fois a tenté de se tuer et a été enfermé, pendant un an, dans une maison d'aliénés. Aujourd'hui il est libre, mais il n'est pas guéri.

Le cinquième, un frère qui, après avoir fait plusieurs tentatives de suicide, s'est pendu en Afrique. Il buvait énormément.

La malade était autrefois douce, travailleuse et bonne femme de ménage.

Elle fut réglée convenablement jusqu'en 1879, époque de la ménopause.

Elle a eu trois ou quatre fausses couches et un accouchement facile d'un enfant, une fille, aujourd'hui âgée de 22 ans, bien portante, mais nerveuse.

A son arrivée la malade est triste, inquiète ; elle dit qu'elle aurait dû se jeter à l'eau. Elle se plaint de sa santé, accuse des douleurs de tête, de l'engourdissement.

Elle mange assez bien, s'habille seule, mais ne s'occupe pas ; elle n'a aucune initiative, et, pendant de longs mois reste obtuse, incohérente et très préoccupée de ses maladies.

Aujourd'hui (octobre 1883), elle est toujours dans le même état, et dit : « *qu'elle ne peut expliquer ce qui se passe dans son corps,* « *qu'elle souffre constamment; elle a des douleurs dans la tête,* « *dans les bras, dans les pieds et montre sa langue pour faire* « *voir combien elle est vilaine.* »

Elle fait voir ses jambes en disant que: c'est « *pitoyable d'avoir* « *des jambes comme cela pour une femme comme elle. Elle ne* « *peut pas travailler, ni s'habiller, ni se peigner, parce qu'elle est* « *trop malade. Son sang est gâté, décomposé. Sa santé est bien* « *ébranlée. Elle regrette beaucoup de n'avoir jamais eu le cou-* « *rage de se tuer, car elle est condamnée à souffrir toujours puis-* « *qu'elle ne peut manger; son estomac est bien malade. Depuis* « *3 mois elle a complètement cessé d'aller à la garde-robe. Depuis* « *longtemps tout est bouché chez elle: sa gorge, ses intestins; elle* « *ne sent plus son pouls ; ses doigts ont une couleur qui n'est pas* « *naturelle, les os lui font mal, c'est comme si on la piquait avec* « *50 épingles.* »

Cette malade grince des dents continuellement, elle dit que c'est : « *nerveux et qu'elle ne peut s'en empêcher* », elle se figure en outre qu'en se frottant les dents les unes contre les autres, elle les débarrasse de : « *petites peaux qui poussent dessus* ». Elle se sent complètement incapable, elle n'a plus aucune volonté et

« dit que : « *pour mille francs elle ne pourrait pas coudre un bou-*
« *ton, elle a les doigts comme de l'amadou.* » Elle pleure constamment, elle se lamente : « *elle préférerait mourir ; souvent elle*
« *pense à se détruire, mais à l'asile, elle n'en trouve pas le*
« *moyen.* »

REMARQUES : Dans cette observation, nous trouvons
une héréditaire qui a fait des excès de boisson ; elle est
devenue mélancolique et a présenté des idées de suicide.

Les troubles de la sensibilité générale ont beaucoup
d'intensité et les conceptions hypochondriaques sont
nombreuses et variées : « *elle a mal partout ; son sang est*
« *gâté, décomposé ; sa gorge et ses intestins sont bouchés, et*
« *elle ne va pas à la selle depuis trois mois.* » Cette malade
est en proie à des angoisses qui ne lui laissent aucun
repos ; elle pleure, se lamente et manifeste le désir de
mourir.

OBSERVATION XIII

SOMMAIRE : *Deuxième séquestration. — Hérédité. — Convul-*
sions dans l'enfance. — Hystérie. — Délire mélancolique. —
Hallucinations de tous les sens. — Troubles de la sensibilité
générale. — Idées de persécutions, impulsions érotiques. —
Bélonéphobie. — Idées hypochondriaques.

L...,Aglaé, sans profession, âgée actuellement de 32 ans, est entrée
une première fois à l'asile Sainte-Anne le 8 octobre 1877. Elle fut

l'objet de la part du médecin traitant d'un certificat médical ainsi conçu : *délire hystérique lié à l'hérédité maternelle; mère sujette à des attaques hystéro-épileptiques; illusions; hallucinations; impulsions érotiques à l'égard des jeunes enfants; craintes d'y succomber; déperdition de liberté morale; conscience de la perturbation mentale dont elle est la proie. — S'imagine voir flotter en l'air des chaînes ou bijoux étalés par d'autres personnes et appréhende de les avoir dérobés; se fait fouiller pour s'assurer qu'il n'en est rien. S'est persuadée pendant un temps, qu'elle avalait des épingles.*

Après une dizaine de mois de traitement, la malade étant revenue à une période de calme et d'amélioration, elle sortait le 15 août 1878.

Elle rentrait pour la deuxième fois à l'asile le 10 juillet 1879, avec un état mental caractérisé par du délire mélancolique avec impulsions morbides. Tristesse, découragement, hal'ucinations de la vue et de l'ouïe, troubles de la sensibilité générale et spéciale.

La mère a eu des crises nerveuses (attaques d'hystéro-épilepsie) elle est mieux portante aujourd'hui. Le père est mort de méningite, c'était un grand buveur.

Là, se bornent les antécédents héréditaires de la malade, qui dans l'enfance a eu plusieurs fois des convulsions.

Réglée facilement à l'âge de 13 ans, elle le fut toujours convenablement depuis.

Vers l'âge de 10 ans, elle était bizarre, elle faisait collection d'objets sans importance: papiers, chiffons, etc., les mettait dans des tiroirs, dans des vases, sous des assiettes et priait sa mère de les jeter, « *n'osant le faire elle-même* ». Elle était douce, intelligente, travailleuse.

A 18 ans, elle devint irritable, fuyait les enfants, les écartait, craignant d'être poussée à se livrer à des attouchements sur eux.

Très fréquemment elle se plaignait d'avoir avalé des épingles. Un jour, elle fut conduite chez un médecin, pour une épingle qu'elle croyait avoir dans la gorge. Le médecin eut beaucoup de peine à la rassurer.

En octobre 1883, elle est sombre, triste, les traits expriment une profonde concentration de la pensée. Elle est inquiète, elle aperçoit des ombres autour de son lit, il lui arrive de mauvaises odeurs, des saveurs désagréables dans la bouche. Elle accuse de la céphalalgie, des douleurs dans l'estomac, elle souffre de partout. On parle mal d'elle, on lui dit des injures, elle est bien tourmentée:

« *Elle est très affligée de sa mauvaise santé; elle a mal par-*
« *tout, dans les nerfs, dans le dos, dans le cœur, dans l'estomac,*
« *dans la tête. On lui serre la gorge très fortement. Du côté du*
« *cœur, elle éprouve des douleurs très vives, des battements qui*
« *correspondent jusque dans l'estomac ; elle devient pâle et a des*
« *étouffements, c'est comme si son cœur tombait, comme s'il était*
« *décroché, comme s'il changeait de place, elle a bien peur d'avoir*
« *une maladie de cœur. Elle respire difficilement, sa digestion se*
« *fait mal ; elle est oppressée, ressent souvent des fourmillements*
« *dans les membres, des picotements dans les doigts.*

Elle est réglée assez régulièrement, mais peu à la fois ; elle souffre davantage pendant ses époques : « *elle est agacée, toute*
« *décomposée.* »

Quelquefois elle : « *sent sa tête qui remue d'une façon toute*
« *drôle, comme un balancier. Elle a toujours peur de mourir.*
« *Sa mauvaise santé est une des principales causes de sa tris-*
« *tesse.* » Elle se figure que les autres malades parlent d'elle, qu'elles la plaignent et qu'elles disent ; « *c'est bien malheureux*
« *pour elle.* »

Cette malade est très hallucinée, et selon son expression « *elle*
« *en entend de toutes les manières* » Ainsi on lui dit: « *qu'elle*
« *restera toute sa vie à l'asile, et que si elle meurt, elle ira au*
« *ciel*, ou encore on l'*insulte, on lui dit des sottises*. On lui parle
« de « *travaux forcés* » ; on l'*accuse*, on lui fait des reproches.

Il y a quelques années, étant encore chez ses parents, elle aurait écrit plusieurs fois à un jeune homme ; les voix lui reproçhent cette action, et lui répètent toutes les phrases que contenaient ses lettres.

Les hallucinations de l'ouïe sont nombreuses et très fatigantes. Tantôt on lui parle du *paradis*, de *fleurs*; ou bien on lui dit des choses *très grossières, très désagréables*. On l'*injurie*, on lui dit des *saletés*.

Elle n'a pas d'hallucinations de la vue.

Il lui arrive souvent des odeurs nauséabondes, ce sont des odeurs de « *cuivre* », des odeurs « d'*urine* », des odeurs de *cadavre*.

Elle ne peut s'empêcher de cracher à chaque instant, parce qu'elle se figure toujours avoir des épingles dans la bouche, elle se sent des épingles partout, dans les mains, sur le corps.

En se couchant le soir, elle compte toutes les épingles qui servent à sa toilette, elle les pique solidement à sa robe, afin de ne pas les avaler; le matin elle les compte de nouveau pour être bien sûre qu'il n'en manque pas et, malgré cette précaution, elle n'est jamais rassurée, elle a peur d'en avaler une par mégarde.

Souvent elle est obsédée par le besoin irrésistible de prononcer des mots grossiers.

Elle a eu des craintes bizarres, qui furent pendant longtemps un sujet de tourments et d'inquiétudes. Toutes les fois qu'elle voyait son petit neveu ou qu'elle l'entendait parler, ou qu'elle le savait dans un appartement voisin de celui où elle se trouvait, elle craignait de ne pouvoir résister au désir de se livrer sur lui à des attouchements.

Elle avait les mêmes craintes, toutes les fois qu'elle se trouvait en présence de petits garçons, et elle a redouté les mêmes impulsions à l'égard de jeunes gens plus âgés.

Elle éprouve quelquefois des tiraillements et des sensations de chaleur du côté des organes génitaux.

Elle éprouve assez fréquemment le besoin de rire ou de pleurer.

Elle se met à rire subitement, sans motif, à s'en *faire mal*; et elle pleure ensuite de la même façon. Elle a eu souvent la sensation de « *boule* » et elle éprouve encore quelquefois un sentiment de constriction à la gorge, mais elle n'a jamais eu d'attaques de nerfs.

Elle se figure que ses souffrances, ses tourments, ses malaises sont commandés par la police.

Elle dort assez bien, mais souvent elle entend des bruits ; elle entend remuer dans les tables de nuit.

Elle a des cauchemars pénibles.

REMARQUES : Cette observation est celle d'une hystérique héréditaire chez laquelle nous avons trouvé des hallucinations de tous les sens, avec idées de persécution ; elle a la terreur des épingles et présente des impulsions multiples, « caractères particuliers des dégénérés. »

Les troubles de la sensibilité générale sont très accentués ; les conceptions hypochondriaques sont également très pénibles : « *elle a mal partout, son sang circule* « *avec trop de rapidité, elle a peur d'avoir une maladie de* « *cœur, sa tête remue comme un balancier, etc... C'est la* « *police qui lui donne toutes ses maladies.* »

Dans la physionomie de ceux qui l'approchent, elle trouve une expression de compassion à son égard (1).

(1) L'état de la malade s'étant amélioré, elle a quitté l'asile, mais au bout de peu de temps, étant reprise des mêmes craintes et des mêmes obsessions, une 3ᵉ séquestration a été jugée nécessaire.

Observation XIV

Sommaire : *Hérédité. — Hallucinations de l'ouïe. — Troubles de
de la sensibilité générale. — Délire de persécution. — Idées
hypochondriaques et quelques idées ambitieuses (rêve un mariage riche). — Agitation. — Violence.*

R..., Antoinette, couturière, 27 ans, entre à l'asile Sainte-Anne
le 8 mai 1883.

Un oncle paternel était bizarre, et était considéré comme fou ;
il est mort à 75 ans.

Le caractère de la malade a toujours été sombre. Elle n'avait
pas de camarade, fuyait la société, était hautaine, difficile, irritable et coquette.

Réglée facilement à 15 ans et demi et toujours régulièrement
depuis.

Une fausse couche de 2 mois à 25 ans, provoquée par l'usage
de certaines drogues.

Depuis l'âge de 18 ans, elle rêvait des amours impossibles, elle
a eu plusieurs amants, et vivait tantôt avec l'un, tantôt avec
l'autre.

Il y a un peu plus d'un an que commencèrent à se manifester
les hallucinations et les idées de persécutions.

Des voix lui reprochaient sa conduite. Les gendarmes la pour-
suivaient. Elle était victime du *téléphone*, de l'*électricité*, de la
manivelle, du *truc*.

Un jour, elle acheta un pistolet pour se défendre des gens : *qui
la manivelaient.*

Depuis 7 mois elle est incapable de tout travail, elle est complètement abso•bée par ses hallucinations; elle quitte sa chambre la nuit pour échapper aux *truckeurs*.

Le jour, elle va dans les grands magasins, achète des objets de toilette qu'elle ne paie pas et qu'elle fait adresser à son père : « *Il faut dit-elle, qu'elle se fasse belle, pour recevoir son fiancé* « *doré qu'elle attend.* »

Le certificat immédiat est ainsi conçu : *Alternatives d'excitation et de dépression, accès de violence, agitation, propos incohérents, actes désordonnés, elle frappe, brise, déchire, par moments triste, abattue, désespérée.*

Son attitude est inquiète, elle prête l'oreille, entend la voix de *M. Lucien* ou bien « *son souffleur lui raconte des choses hor-* « *ribles.* »

Les voix sortent des murs, de la cheminée, ou bien se font entendre sous le parquet. « *Elle a un truc dans le ventre, qui lui* « *fait beaucoup de mal. Il lui vient des tâches noires sur tout le* « *corps. On lui manivelle la tête.* » Elle perçoit des sensations désagréables, des picotements, des brûlures. « *On lui brise la* « *tête. Elle a des fils de fer dans les jambes, elle a une manivelle* « *dans l'estomac, On lui fait cracher le sang, elle est bien fati-* « *guée, abimée. On la fait mourir par le téléphone. On lui intro-* « *duit des télescopes dans le corps.* On lui envoie des odeurs tantôt agréables, tantôt nauséabondes, on donne à ses aliments des saveurs particulières « *On veut l'empoisonner.* »

Ses hallucinations ne lui donnent aucun repos. Elle s'excite fréquemment et se livre à des actes de violence.

REMARQUES : Dans cette observation, des hallucinations de l'ouïe ont provoqué l'apparition d'un délire de persécution très prononcé, et des troubles très accusés de la sensibilité générale sont probablement la source des idées hypochondriaques que l'on rencontre. « *Elle* « *a un truc dans le ventre; il lui vient des taches noires*

« sur le corps. Elle a une manivelle dans l'estomac. Elle
a craché le sang; on lui introduit des télescopes dans le
« corps, etc... Un fiancé riche doit l'épouser bientôt. »

OBSERVATION XV

SOMMAIRE : *Hérédité. — Excès de boissons. — Idées mélancoliques; tentative de suicide. — A son arrivée; excitation maniaque. — Hallucinations de l'ouïe, de l'odorat. Idées de persécution, quelques idées ambitieuses. — Troubles de la sensibilité
générale. Idées hypochondriaques.*

R..., Emilie, femme P..., 32 ans, blanchisseuse, entre à l'asile
Sainte-Anne pour un délire mélancolique avec hallucinations et
idées de persécution.

Son père qui était sobre, est mort d'une congestion cérébrale à
65 ans. Il était hémiplégique et avait eu deux attaques de paralysie
sans trouble mental.

Sa mère est âgée de 58 ans ; elle est excessivement nerveuse.

Son oncle paternel est mort dans une maison de fous; c'était un
buveur d'absinthe.

Une tante maternelle est morte aliénée.

Sa sœur qui donne ces renseignements est elle-même nerveuse,
elle a fréquemment des frayeurs, des craintes; elle a peur de devenir malheureuse plus tard. Elle traverse de longues périodes
d'ennuis. Il y a un frère et une sœur qui se portent bien.

La malade a cinq enfants, dont la santé a toujours été bonne.

Elle était malheureuse en ménage. Son mari la maltraitait ; à la
suite de ses violences elle se serait mise à boire et se serait mal
conduite. Alors redoublèrent de mauvais traitements de la part

du mari. **Peu à peu, elle est devenue triste, a manifesté des idées de suicide, demandait de l'opium pour s'empoisonner.**

La veille de sa séquestration, croyant qu'un homme voulait la tuer, elle quitte sa maison, se cache, et, pendant la nuit va se jeter à la rivière.

A son arrivée, 17 avril 1882, elle présente les symptômes de l'état maniaque, elle est hallucinée, persécutée, elle a des frayeurs et des craintes de toute nature.

En octobre les idées tristes dominent, elle entend des voix dans lesquelles elle reconnaît celles de son mari et de ses enfants ; *on va les tuer, les enterrer.* Elle s'irrite parce qu'on l'empêche de répondre à leur appel. *On veut l'empoisonner.*

De janvier à septembre 1883, elle est légèrement excitée, loquace, mobile, un peu moins triste. Elle est toujours hallucinée et persécutée ; elle se dit victime d'une bande d'assassins ; parfois elle injurie, menace. Elle travaille un peu.

Octobre 1883. — Elle est loquace, incohérente, elle accuse très nettement des idées hypochondriaques. « *Son corps est ouvert,* « *sa tête est fendue, ses os sont brisés, quelque chose lui suce les* « *intestins, elle n'en a presque plus. Elle est victime du spiri-* « *tisme et de l'hallucination. Elle est abimée, on lui détruit son* « *cœur, on lui ouvre les os et on les suce avec des pipes. Elle n'a* « *plus forme de bassin, plus forme de vagin, plus forme de par-* « *ties.* » Elle montre sa bouche en disant : « *qu'elle est toute dé-* « *formée. Sa tête est beaucoup plus petite qu'autrefois. On lui* « *détruit la gorge avec une sonde molle. On lui donne des coups* « *de lancette dans les poumons, dans les côtés. On lui fait des* « *aspirations à la matrice. La nuit elle s'endort sans s'en douter,* « *mais elle entend les spirites qui viennent travailler sur elle, ils* « *l'abiment, ils lui brisent le corps. Le matin elle s'aperçoit de* « *leur départ. C'est la science et la chimie qui la travaillent. Le* « *monde est perdu par le spiritisme.* »

Elle a de singulières saveurs dans la bouche « *comme si elle* « *mangeait du vieux tabac.* »

Elle sent des odeurs de *soufre*, de *mort*. Elle *appartient à l'hallucination.*

Victor Vétault.

Parfois elle s'excite, devient violente surtout quand elle entend la voix de son mari qui l'appelle.

Aucun trouble de la motilité.

REMARQUES : L'héréditaire qui fait l'objet de cette observation a fait quelques excès de boissons ; elle est devenue mélancolique et a tenté de se donner la mort.

On remarque chez elle des hallucinations et des idées de persécution, des troubles dans la sensibilité générale et des idées hypochondriaques : « *son corps est ouvert,* « *sa tête fendue, ses os sont brisés, quelque chose lui suce* « *les intestins. Elle n'a plus de bassin, elle est difforme.* « *Elle est victime du spiritisme; son corps sert aux expé-* « *riences des médecins.* »

Chez cette malade, il n'existe aucun signe de démence.

OBSERVATION XVI

SOMMAIRE : *Hérédité. — Délire mélancolique. — Agitation continuelle. — Hallucinations. — Troubles de la sensibilité générale. — Délire de persécution. — Violences. — Idées ambitieuses et idées hypochondriaques.*

L...., femme L...., couturière, 54 ans, entre pour la deuxième fois à l'asile Sainte-Anne, le 6 décembre 1879.

L'année précédente elle a eu un premier accès de délire mélancolique avec idées de persécution et agitation.

Elle est sortie légèrement améliorée, après 15 mois de traitement.

Le père était mélancolique, il a eu des idées de suicide à 68 ans, puis il est devenu paralysé et dément.

La malade a beaucoup travaillé : son mari était paresseux et buveur, il l'a rendue malheureuse, elle a eu deux enfants, âgés aujourd'hui de 25 et 23 ans. Tous deux se portent bien.

Peu de temps après sa sortie, elle a présenté de nouveau, de l'excitation et des idées de persécution : c'est ce qui a motivé la seconde séquestration.

Le certificat de quinzaine qui la concerne est conçu comme il suit : *délire mélancolique avec troubles de la sensibilité générale ; idées hypochondriaques et idées de persécution.*

Son agitation est grande, elle ne reste pas en place, elle crie, elle pleure : « *On va la brûler, on va l'éborgner.* » Il faut la faire manger.

Dans les mois suivants, elle est toujours très excitée, loquace, persécutée, disposée à la violence « *on va la guillotiner.* » Elle dort mal, elle se lève la nuit et pousse des cris aigus.

En 1881 et 1882, l'agitation est toujours la même, elle crie ; elle est mélancolique : « *on l'a condamnée à mort, elle n'a plus de* « *sang, plus d'estomac, elle est perdue.* »

Octobre 1883. — Elle est toujours en mouvement ; elle pleure, elle crie presque constamment : « *On veut sa condamnation ; on* « *va lui faire couper le coup. On l'insulte ; on lui dit des sottises.* « *Elle a des boulets de canon dans l'estomac.* »

Cette malade est très hallucinée, elle cause sans cesse, presque nuit et jour, son langage est incohérent.

On remarque quelques idées de grandeur, des idées de persécution, et des idées hypochondriaques : « *elle est abîmée, elle* « *souffre, elle est malheureuse. Elle a le sang perdu. Elle souffre* « *de la tête ; elle n'a plus de cœur. Elle est d'une grande famille;* « *son père était riche, c'est lui qui a fait toutes les cartes géogra-* « *phiques. Elle ne mange pas du tout, on ne le veut pas. C'est la* « *France, les Guise qui sont cause de tout. On lui a volé cent*

« *francs*; *elle est malheureuse. Elle est laide, mais elle a de jolis*
« *enfants. Sa santé est mauvaise. On est très méchant pour elle ;*
« *on lui a volé un savon rose. Elle est condamnée à mort injus-*
« *tement. Elle est triste parce qu'elle se croit perdue; elle a des*
« *boulets de canons dans l'estomac, elle a du poison dans le*
« *corps, etc.*

Elle ne prend les médicaments qu'en se cachant et quand on
lui dit que c'est du poison, car elle voudrait mourir « *mais on la*
« *trompe c'est du faux poison qu'on lui donne.* »

Cette malade est toujours plus ou moins agitée. Elle parle jour
et nuit, elle est violente. Elle mange en cachette, jamais devant
quelqu'un. Elle sait la date à un jour près.

Remarques : Dans cette observation, nous remarquons des hallucinations, des idées mélancoliques et
des idées de persécution.

Les troubles de la sensibilité générale sont prononcés
et il existe des idées hypochondriaques : « *elle n'a plus*
« *de sang, plus d'estomac. Elle est condamnée à mort; elle*
« *est abîmée, elle n'a plus de cœur, elle a des boulets de ca-*
« *non dans l'estomac.* »

Chez cette malade, l'excitation est habituelle; nous
remarquons aussi des idées ambitieuses et de satisfaction : « *elle est d'une grande famille et son père a fabri-*
« *qué toutes les cartes de géographie; elle a de jolis en-*
« *fants.* »

OBSERVATION XVII

SOMMAIRE : *Hérédité. — Délire mélancolique. — Hallucinations. — Troubles de la sensibilité générale. — Anxiété. — Culpabilité imaginaire. — Idées de persécution. — Préoccupations religieuses. — Idées de grandeurs et hypochondriaques.*

J..., Léontine, professeur de piano, âgée de 41 ans, présente les antécédents suivants :

Grand-père : buveur. Père : artiste distingué, caractère bizarre, exalté, mort à 30 ans, d'une fluxion de poitrine.

Mère âgée de 76 ans, faible d'esprit, hystérique dans la jeunesse.

Tante, « sœur du père », morte paralysée.

Un cousin maternel est mort dans une maison de fous.

La malade bien douée au point de vue intellectuel, a été élevée durement, elle a beaucoup travaillé et est devenue excellente musicienne.

Le délire a éclaté en 1877, et a nécessité la séquestration dans une maison de santé, où pendant plusieurs mois, l'agitation fut extrême. La malade criait jour et nuit : *Je suis damnée! je suis damnée.*

Le 3 novembre 1878, elle entre à l'asile Sainte-Anne avec un certificat ainsi conçu : *mélancolie anxieuse, gémissements, culpabilité imaginaire. Crainte de damnation. Préoccupation religieuse et hypochondriaque. — Appréhensions sinistres. — Son corps est mort depuis 17 mois. Refus fréquents d'aliments.*

A son arrivée, elle refuse de manger : « *Ses organes sont bou-* « *chés, la nourriture ne pouvait pas passer* », elle est triste, inquiète, profondément déprimée : « *Dieu l'a abandonnée, son* « *baptême est effacé. Elle est la cause de la guerre de 1870.*

Assez souvent elle présente des périodes d'excitation pendant lesquelles elle est excessivement tourmentée.

Pendant les années suivantes le délire ne se modifie pas, elle est toujours inquiète, tout l'effraie ; si le temps est sombre, s'il fait du brouillard ou de l'orage, un malheur épouvantable, dont elle est l'unique cause, est à redouter.

Elle ne vit plus : « *sa vie est perdue depuis 1848, son pouls ne* « *bat plus ; elle est morte. Elle n'est pas de la famille J... on l'a* « *changée à sa naissance ; son corps est dans le néant.*

Généralement elle se tient à l'écart, mange avec beaucoup de difficultés, ne veut pas qu'on s'occupe d'elle.

En 1882, les conceptions délirantes sont toujours les mêmes, mais un changement notable s'est produit au point de vue de sa façon d'être. Elle est plus propre, ne se couche plus à terre, s'irrite moins souvent, mange un peu plus facilement. Elle se souvient de tout, elle a conscience qu'elle n'est pas comme les autres, elle repasse dans son esprit toutes ses hallucinations, toutes ses conceptions délirantes ; demande qu'elle peut être la cause de tous ces phénomènes et dit : « *qu'elle ne sera jamais* « *heureuse.* »

1883. « *Elle est un mystère pour le monde ; son esprit existe,* « *mais son corps manque, elle est morte. Tout le mal n'arrive que* « *par elle si les gens souffrent et meurent, elle est la seule cause* « *de tous ces malheurs, ainsi que du brouillard, des incendies, de* « *l'orage, des accidents qui arrivent sur mer. Elle a fait éclater la* « *peste à Alexandrie. La fin du monde arrive par ses ordres. Elle* « *est l'auteur de la folie. Toute la terre lui appartient, et comme* « *démon elle est autant que Dieu. Elle est le diable, elle est uni-* « *verselle, elle est partout. Elle a 6,000 ans, elle a l'âge du* « *monde. Elle est le péché, sans elle, Eve n'aurait pas eu de gour-* « *mandise. Adam n'aurait pas mangé la pomme, et la jalousie* « *n'existant pas, Caïn n'eût pas tué son frère. Plus elle va, plus* « *elle s'enfonce dans l'abîme ; elle est vouée aux tourments de* « *l'enfer.*

« *Le grand opéra de Paris a été construit par elle. Elle a mis*

« au monde tout *Paris*. *Celle œuvre l'a beaucoup fatiguée. Ainsi*
« *elle n'a plus d'entrailles, elle n'a plus qu'un trou, le trou du*
« *diable*.

« *Ses ex.réments sentent le soufre, c'est ce qui a fait mourir le*
« *monde, son ventre et ses boyaux n'existent plus. Son estomac*
« *n'est qu'un trou, et, tout ce qu'elle mange va dans ce trou.*
« *Elle demande à se faire ausculter pour prouver qu'elle n'a plus*
« *de cœur, plus de poumons. Elle est morte, elle n'a donc pas*
« *besoin de manger, puisqu'elle ne vit que d'une manière factice*
« *et, elle n'est en réalité qu'un esprit infernal.*

Aucun trouble de la motilité et aucun signe d'affaiblissement intellectuel.

REMARQUES : La malade à laquelle se rapporte l'observation XVII est une héréditaire qui a toujours été bien douée au point de vue intellectuel.

Nous trouvons chez elle, avec des hallucinations, du délire mélancolique et des idées de persécution, avec des troubles de la sensibilité générale, des idées hypochondriaques : « *ses organes sont bouchés, elle est morte,* « *etc.* » *Son sang est remplacé par du vin de Bagnols qu'on lui fait boire. Sa vie est factice.* Elle commet des erreurs de la personnalité : *elle n'est pas M*ᴸˡᵉ *J...; on l'a changée à sa naissance. Elle est le diable.* On remarque aussi quelques idées ambitieuses : *elle a mis au monde tout Paris, elle a construit de grands monuments, elle est le péché, elle a 6,000 ans, la terre lui appartient et comme démon elle est autant que Dieu.*

Cette malade ne présente aucun affaiblissement intellectuel; sa mémoire est intacte et elle raisonne parfaitement sur les sujets étrangers à son délire.

En résumé, chez nos héréditaires, le délire hypochondriaque présente les mêmes caractères que dans les
autres formes d'aliénation mentale. Par sa réunion à
d'autres conceptions délirantes spéciales, il peut faire
croire à une paralysie générale.

Mais chez ces malades, à côté de l'incohérence, on ne
rouve aucun signe d'affaiblissement intellectuel. Si la
démence survient sons l'influence de l'âge, c'est la démence simple, athéromateuse, et le délire disparaît à
mesure qu'elle fait des progrès. De plus, il n'existe jamais de troubles de la motilité.

CHAPITRE III

—

Le Délire hypochondriaque dans le Délire chronique

Dans les établissements consacrés au traitement des maladies mentales, on rencontre une notable quantité d'individus qui, lorsqu'on les interroge sur des choses étrangères à leur délire, répondent souvent avec tant de précision, et, parfois, avec tant de bon sens, qu'on serait tenté de les considérer comme étant sains d'esprit.

Ces malades sont atteints de lésions partielles de l'intelligence, état auquel Esquirol avait donné le nom de « *monomanie*, » mot impropre, car il implique l'idée d'un délire portant sur une idée unique. Or, nous savons que toutes les facultés intellectuelles ont des rapports intimes; elles sont, pour ainsi dire, solidaires les unes des autres, et, quand un désordre quelconque de l'une d'elles donne naissance à une idée délirante, cette idée morbide s'irradie fatalement et rayonne, dans la

suite, sur presque toutes les manifestations intellectuelles.

Non seulement le délire ne reste pas limité à une seule
idée, mais il envahit généralement toutes celles qui se
rattachent à un même sujet, les relie entre elles et les
fait concourir à l'harmonie d'un même ensemble qui
leur donne un certain cachet d'unité (Foville).

A ce degré, les conceptions délirantes s'organisent et
le raisonnement paraîtrait logique s'il n'était basé sur
des données fausses. La plupart du temps, le délire se
systématise dans un cercle limité de conceptions ; le
malade ne crée plus, n'invente plus ; son délire ne varie
plus : il est *stéréotypé* (Falret). Le pronostic devient alors
excessivement grave et le délire chronique est cons-
titué.

Il est peut-être intéressant de se rappeler quelle marche suivent les accidents dans la grande majorité des
cas. Les premiers symptômes passent généralement
inaperçus. Chez un individu prédisposé, une cause
quelconque peut donner naissance à une obsession, à
une idée fixe qui bientôt donneront lieu à des troubles
sensoriels. Mais le plus souvent, les hallucinations ou-
vrent la marche et donnent lieu à des conceptions fausses, à des associations vicieuses d'idées, qui ont pour
résultat d'occasionner chez les malades un état particulier de craintes, de tourments et d'ennuis. Ils sont *in-
quiets* (Magnan).

Peu à peu, les illusions et les hallucinations augmentent d'intensité. Les malades sont de plus en plus tour-
mentés ; ils sont en proie à des préoccupations pénibles

et ne peuvent qu'attribuer à la malveillance et aux persécutions d'ennemis inconnus et cachés les souffrances physiques et morales qu'ils endurent. Ils organisent leur délire en un système complet en dehors duquel ils ne sortiront guère que pour donner plus de force à leur raisonnement et le rendre moins contestable. Toutes les actions dont ils sont le témoin, toutes les paroles qui parviennent à leurs oreilles, sont interprétées par eux dans le sens de leurs fausses conceptions. Les injures qu'ils entendent, les douleurs qu'ils éprouvent dans les différentes parties du corps, les odeurs nauséabondes qu'ils perçoivent, les saveurs singulières qu'ils trouvent à leurs aliments, sont attribués aux méchantes manœuvres d'ennemis qui veulent leur nuire et les perdre.

Souvent ils ne désignent pas ceux qui les persécutent et se contentent de dire : *on m'en veut, on me fait du mal.* Quelquefois ils accusent des puissances mystérieuses et occultes, la physique, l'électricité, le téléphone, les jésuites, les anarchistes, etc. Ou bien ils se servent d'idiologismes caractéristiques, pour indiquer la source de leurs maux : *les maniveleurs, le truc, les invisibles, l'acoustique, les souffleurs,* etc.

Certains malades pourront ne pas présenter d'autres conceptions délirantes pendant tout le reste de leur vie, tandis que d'autres, après avoir souffert et supporté, pendant plus ou moins longtemps, les misères et les ennuis de toutes sortes dirigés contre eux, s'interrogeront et se demanderont quels motifs poussent leurs persécuteurs à les martyriser ainsi. Ils arriveront à supposer que leurs ennemis ont des intérêts bien grands, pour leur avoir déclaré une guerre si acharnée ; alors nouvelle systématisation : si on a intérêt à s'occuper d'eux, c'est qu'eux-mêmes sont à redouter, c'est qu'ils sont puissants, c'est qu'on les a dépouillés injustement de richesses considérables et de titres leur donnant droit à des honneurs sans nombre.

De là au doute sur leur personnalité et sur celle de ceux qui les entourent, il n'y a qu'un pas qui est bientôt franchi. Ils se font un roman qu'ils construisent de toutes pièces. Ils se forgent une histoire qu'ils racontent avec une richesse de détails remarquable. Ils parlent de leur fortune, de leur pouvoir, de leurs talents et de leurs projets gigantesques.

Nous voyons donc les idées ambitieuses ou de grandeur fournir à certains malades des explications sur les persécutions dont ils se croyaient victimes, de même que les idées de persécution leur avaient expliqué leurs fausses sensations, les illusions et les hallucinations.

Quelques malades en restent là et toute leur vie présentent, avec la même intensité, les mêmes manifestations délirantes, des hallucinations, des idées de persécution et des idées de grandeurs.

D'autres tomberont dans la démence et conserveront pendant quelque temps encore comme des reflets éloignés de la forme primitive de leur délire.

OBSERVATION XVIII

SOMMAIRE: *Déliте chronique. — Hallucinations. — Troubles de
la sensibilité générale. — Idées de persécution. — Délire hypochondriaque. — Intelligence en voie d'affaiblissement. — Diminution de la Mémoire.*

D..., Anne, femme S..., entre à l'asile Ste-Anne le 15 septembre 1871. Elle est l'objet du certificat immédiat suivant: *Délire
de persécution: hallucinations et troubles de la sensibilité générale; elle a été magnétisée, électrisée; on l'injurie, on veut l'empoisonner.*

En 1877, un certificat de situation constate: *qu'elle est atteinte
de délire chronique de persécution avec illusions, hallucinations
et troubles de la sensibilité générale, elle est magnétisée, on lui
enlève le mouvement, la liberté, la volonté. On lui donne des impulsions; conceptions chimériques, crainte d'être empoisonnée,*
etc. Point de modifications sérieuses dans son état mental depuis
son entrée à l'asile.

En 1879, l'état mental de la malade est le même. Elle manifeste
des idées hypochondriaques. *On lui a cassé alternativement les
deux jambes.* Elle est inquiète de ses mains, elle les mouille sans
cesse; sa santé la préoccupe beaucoup.

Les années suivantes ne présentent aucun changement. Elle
est toujours occupée de sa santé: « *elle a des névralgies aux*
« *mains, elle se les lave tant qu'elle peut. Elle n'est pas bien portante; on va la mettre dans un cercueil.*

Elle se plaint de la tête, de douleurs générales; sans motif,
elle s'entoure le front d'un bandeau, elle est absorbée, confuse,
son attitude est bizarre.

Octob. 1883. Attitude triste, inquiète, « *elle est bien malade*
« *Jamais elle n'a eu le bonheur d'être bien portante, elle a mal à*
« *la tête, elle éprouve des douleurs aigües dans tout le corps.*
« *L'estomac est douloureux, on lui tourne les poumons, elle a*
« *dans les membres des crampes, on lui tord les nerfs, elle souf-*
« *fre beaucoup dans le ventre, on lui fait du mal, on la tra-*
« *vaille.* »

Absorbée, elle se tient la tête dans ses mains, elle cause peu,
avec peine, il faut répéter plusieurs fois la même chose, les mêmes questions pour obtenir des réponses très brèves ; elle parle
bas ; pas de spontanéité.

Elle se croit âgée de 25 ans. Elle prétend être de Venise et être
en France depuis 14 ans. Elle ne sait pas la date, le jour, le mois,
l'année, elle dit qu'elle est ici depuis un an. Le cercle de ses
idées est bien restreint et ne se compose guère que de quelques
conceptions hypochondriaques.

REMARQUES : Dans cette observation nous trouvons
des hallucinations et des idées de persécution. Mais
dans la suite les idées de persécution perdent de leur
intensité et actuellement le délire de la malade est surtout hypochondriaque. Elle est mélancolique et sa mauvaise santé est la seule cause de sa tristesse. *On lui tord*
le cœur et les nerfs, on lui tourne les poumons, ses jambes
sont cassées.

Cette malade est en voie de démence.

OBSERVATION XIX

SOMMAIRE : *Délire chronique. — Excitation maniaque à son en
trée. — Hallucinations de l'ouïe, de la vue, de l'odorat et du
goût. — Troubles de la sensibilité générale. — Idées hypochondriaques et de persécution. — L'intelligence et la mémoire
s'affaiblissent.*

D..., Marie, Clément femme D..., ménagère, 40 ans, entre à
l'asile Ste-Anne le 10 mai 1875, et est l'objet d'un certificat médical, constatant : *Qu'elle est atteinte d'excitation maniaque avec
délire de persécution. On la menace, on l'inquiète. Propos incohérents, actes désordonnés.*

Dans les années suivantes son état ne présente aucune modification. Elle se plaint presque toujours. « *On la frappe la nuit et
« on l'empêche de dormir, elle est maltraitée jour et nuit. On lui
« donne des humeurs froides dans les membres. On lui a noué le
« corps après l'avoir saignée. Sa tête est coupée. On la purge, on
« lui tortille les pieds et les genoux, elle est démembrée, ses on-
« gles sont arrachés, elle n'a plus de sang.* »

Oct. 1883. Les troubles de la sensibilité générale et les idées
hypochondriaques dominent la scène ; « *M. le maire lui a donné
« des coups dans la mâchoire et dans les seins ; elle a la mâ-
« choire défaite, ses dents sont devenues très grosses, sa mâchoire
« est déchirée, elle souffre jour et nuit. Les sœurs lui ont tordu
« les entrailles. On la purge très souvent avec du fiel et du vinai-
« gre. On lui tortille les genoux et on lui casse les jambes. Elle a
« le cœur sabolé. Elle a la cervelle décollée. Un cancer lui ronge
« l'estomac et la matrice. On lui a noué le corps, écorché la gorge,
« On l'a estropiée, abîmée, on lui a tiré les boyaux, les intestins.*

« *On égorge le monde dans celle maison. La nuit on fait des*
« *atrocités et des choses pas polies sur elle, elle a le corps courba-*
« *turé. On lui fait manger de la salade avec de la cigüe pour*
« *l'empoisonner, pour la faire mourir. On la prive de repos.* Elle
voit le ciel, l'enfer. Dans le ciel elle voit « *des personnes qui se*
« *promènent.* » Dans l'enfer « *ce n'est pas gai. Elle voit des dia-*
« *bles et des souterrains. On lui bourdonne dans les oreilles, on lui*
« *parle, on lui dit des sottises.* » Avec les hallucinations de l'ouïe
et de la vue, elle présente aussi des troubles du goût et de l'odorat. « *Il lui arrive des odeurs de mort ; ce qu'elle mange est très*
« *mauvais ; on lui donne une nourriture empoisonnée.* »

Assez douce, elle présente quelques périodes d'excitation, qui
n'ont qu'une courte durée. Elle ne s'occupe pas « *pour ne pas*
« *devenir malade* ». Les facultés intellectuelles et la mémoire
s'affaiblissent. Elle ne se rappelle pas la date de sa naissance et
ne peut dire dans quel mois et dans quelle année nous sommes.
Elle ne sait pas depuis quand elle est ici.

REMARQUES : La malade qui fait l'objet de cette observation présente également une tendance à la démence.
Chez elle le délire hypochondriaque est beaucoup plus
accentué : « *On lui donne des humeurs froides, sa tête*
« *est coupée ; elle n'a plus de sang, sa cervelle est décollée ;*
« *un cancer lui mange l'estomac et la matrice. On lui tire*
« *les boyaux, etc.* » Les troubles de la sensibilité générale et les hallucinations ont beaucoup d'intensité. Elle
est persécutée ; la nuit, on fait des atrocités sur elle,
on lui parle dans les oreilles, on lui dit des sottises.
elle voit le ciel et l'enfer.

OBSERVATION XX

SOMMAIRE : *Délire chronique. — Hallucinations de l'ouïe, de la vue, du goût. — Idées de persécution. — Troubles de la sensibilité générale. — Idées hypochondriaques.*

G..., Léonide, couturière, 46 ans ; n'a point d'antécédents héréditaires connus.

Son père est mort de la poitrine et sa mère est encore vivante et bien portante.

Réglée facilement à 15 ans, elle l'a toujours été régulièrement depuis.

Elle était bien douée au point de vue intellectuel. Le début de la maladie remonte à 7 ans.

Le 13 oct. 1881, elle entre à l'asile Ste-Anne accompagnée du certificat médical suivant : « *délire de persécutions ; troubles de la sensibilité générale ; préoccupations hypochondriaques ; mauvais traitements de la part d'invisibles ; influence spirite. Volonté étrangère qui s'impose.*

A son arrivée elle raconte que des voix font des jeux de mots sur elle, on fait des allusions à son sujet, on l'empêche de travailler, on l'empêche de dormir pour l'affaiblir. Elle est électrisée, elle a des voix subtiles, aériennes dans la poitrine, on la met en jeu, elle sert d'intermédiaire.

Elle ne s'occupe pas, et se tient à l'écart.

Oct. 1883. Elle nous dit que toutes ses maladies lui ont laissé une anémie sérieuse : « *elle souffre de faiblesse dans la tête, et* « *bien souvent elle éprouve des douleurs violentes dans le front* « *et autour des yeux ; elle a très souvent la fièvre, son bras droit* « *est paralysé ; elle ne respire pas toujours facilement, elle a mal*

« *dans les poumons. Très souvent son estomac est douloureux. En*
« *examinant ses gencives on peut juger du mauvais état, du déla-*
« *brement de sa santé. Elle souffre beaucoup dans le ventre:*
« *c'est comme si elle était serrée avec des barres de fer ; elle a*
« *des machines dans le ventre.* »

Elle fait partie du spiritualisme, on l'électrise, on la magnétise, on lui fait entendre les réflexions des autres personnes; elle les entend distinctement par les deux oreilles. On lui change sa voix, on lui transforme la prononciation.

Elle a des persécutions, beaucoup de gens lui en veulent, mais, elle refuse d'entrer dans les *détails,* elle souffre trop, dit-elle, pour parler de ce sujet.

A l'aide de machines on lui fait voir toutes sortes de choses, des boules de feu, des fantômes, etc. Quand elle mange, elle trouve aux aliments, *des goûts bien singuliers.*

Elle est découragée de cette existence, « *elle a tous les malheurs* « *une mauvaise santé et des persécutions de toutes sortes.* » Elle dort assez bien, mais souvent elle a des frayeurs la nuit. « *Elle* « *ne travaille pas, car quand elle veut s'occuper elle a aussitôt* « *la fièvre. Elle n'est pas maîtresse de sa volonté, et ne peut pas* « *faire ce qu'elle voudrait.* »

Elle mange peu.

REMARQUES : Dans l'observation XX, nous voyons les hallucinations de l'ouïe, de la vue et du goût s'accompagner d'idées de persécutions : « *on l'empêche de dor-* « *mir pour l'affaiblir, elle est électrisée.* » Avec des troubles de la sensibilité générale, nous trouvons des idées hypochondriaques très nettes. « *Elle est anémique, son* « *bras est paralysé, elle a des machines dans le ventre, etc.* » Quand elle travaille elle se figure «*avoir la fièvre.* » Aussi depuis longtemps elle refuse de s'occuper. Elle pense que l'intérêt est le mobile de toutes les persécutions dirigées contre elle et que probablement, une fortune plus ou moins considérable, léguée par des parents inconnus, lui appartient. Peut-être assisterons-nous plus tard, au développement d'un délire ambitieux.

OBSERVATION XXI

SOMMAIRE : *Délire chronique. — Quelques excès alcooliques. — Anxiété. — Inquiétudes. — Hallucinations de l'ouïe, de la vue, de l'odorat et du goût. — Troubles de la sensibilité générale. — Idées de persécution et idées hypochondriaques.*

R..., veuve J..., lingère, 62 ans, entre à l'asile Ste-Anne le 6 mai 1881, munie du certificat médical suivant : « *alcoolisme sub-* « *aigu ; dépression mélancolique; idées de persécutions; halluci-* « *nations de l'ouïe; peur d'être accusée, d'être la maîtresse de son* « *fils.* »

Le début de la maladie remonte à 5 ans environ. A cette époque elle a perdu une fille, morte de phthisie galopante, elle a été très affectée, et, peu à peu, elle a commencé à voir autour d'elle, des visages mal disposés. Elle était inquiète, tourmentée. Puis, elle a été injuriée, elle a entendu des menaces; avec les hallucinations le délire de persécution s'est nettement accusé.

Sans faire de grand excès d'alcool, elle buvait beaucoup de vin pur et prenait fréquemment « *du vulnéraire.* »

Un frère a eu du délire durant une maladie, il a été guéri en quelques jours.

A son arrivée, la malade est mélancolique, anxieuse, des voix lui parlent. On lui reproche ce qu'elle n'a pas fait, on l'injurie, on la menace de la tuer, on l'électrise dans le ventre. Tantôt les voix s'éloignent, tantôt elles se rapprochent. Dans la suite les hallucinations ne lui laissent que rarement quelques moments de repos.

On lui dit des *horreurs, on répète sa pensée, on la menace de la dynamite;* on lui dit : *vache tu vas crever ; on lui fait remonter*
« *les matières à la gorge ; on lui travaille le ventre, on la pique.*
« *On lui donne des douleurs de tête, on lui bat la générale dans*
« *le cœur. Parfois on lui fait voir des orgies dans un miroir.*
« *Des hommes et des femmes font des saletés devant ses yeux. On*
« *l'empêche de dormir.* »

Souvent elle est appelée par une voix partant du 1er étage; elle y monte, mais à mesure qu'elle franchit les degrés de l'escalier la voix s'éloigne.

Nov. 1883. Elle est un peu excitée et comme nous lui demandons ce qui se passe, elle répond que nous devons le savoir aussi bien qu'elle, sachant tout ce qui se fait ici, nous ne devons pas ignorer, qu'elle est maltraitée, qu'on l'insulte, qu'on la rend malade, qu'on détériore sa santé.

« *Dans la maison en face, il y a une femme et deux hommes*
« *qui lui font toutes sortes de choses désagréables, à l'aide d'un*
« *appareil caché dans l'escalier. Ces gens avec leurs machines*
« *produisent de grands mouvements dans son ventre : ses intes-*
« *tins remontent et descendent dans l'abdomen. On lui fait vomir*
« *les urines. On lui a introduit un instrument par l'anus ; cet*
« *objet qui est probablement en bois, aussitôt entré dans son corps*
« *a parcouru ses intestins avec rapidité, les a percés et a occa-*
« *sionné la production d'une hernie. Du côté des organes géni-*
« *taux, on la tourmente également. On lui donne une très grande*
« *surexcitation : ce sont des chatouillements continuels, c'est*
« *absolument comme si on la violait. Ces manœuvres portent au*
« *plaisir, mais comme elle n'en veut pas, c'est pour elle une tor-*
« *ture, cela lui ruine la santé, cela la fait enfler, cela lui fati-*
« *gue l'estomac, elle craint d'avoir une tumeur à la matrice. On*
« *lui suce les organes génitaux. On lui a brûlé la matrice, on*
« *lui donne un branle au cœur. Elle est défigurée, ces gens l'ont*
« *travaillée dans la tête, ils lui ont mis des manivelles partout,*

« *dans le cœur, dans l'estomac, dans le ventre, etc. Ils l'empê-*
« *chent de dormir, ils lui donnent des douleurs dans les reins.*
« *Ils veulent lui gâter les dents, elle les a très noires maintenant.*
« *Ils lui ont fendu les lèvres, ils ont cherché à l'aveugler.* »

On lui *gratte constamment les seins,* surtout celui de droite.

Elle est bien malheureuse. La femme lui répète à chaque instant. « *tu crèveras, tu dois mourir, nous sommes payés pour te*
« *faire crever ainsi que ton fils. Sa santé est complètement dété-*
« *riorée, elle n'a plus que la peau et les os; elle n'a plus de graisse*
« *et si elle parait grasse c'est qu'elle est enflée. Elle est à un*
« *doigt de la mort.* »

On l'insulte, on lui dit qu'elle a séduit son fils, que son mari a
volé. On lui dit qu'elle a des amants. Parfois on lui fait des com-
pliments : « *mais c'est bien rare.* »

Quand elle travaille, elle voit sur les étoffes, les lueurs produites par l'appareil, à l'aide duquel, elle est persécutée et mar-
tyrisée.

Elle ne voit rien autre chose. Les *saletés* introduites dans son
corps, donnent lieu à des odeurs et à des goûts de « *matières cor-
rompues.* »

On lui *cingle la peau comme si elle recevait la décharge d'un
fusil, ou comme si des milliers de piques étaient dirigées contre
elle.*

REMARQUES : L'observation XXI, est celle d'une malade qui, autrefois a fait quelques excès de boissons.

Des hallucinations de tous les sens ont donné lieu à
des idées de persécution. Chez elle, les troubles de la
sensibilité générale ont une intensité remarquable, surtout du côté des organes génitaux.

Les idées hypochondriaques sont nombreuses et très
variées on : « *lui bat la générale dans le cœur, on lui fait*
« *remonter les urines. On lui ruine la santé; elle a une tu-*

« *meur dans la matrice, elle n'a plus que la peau et les os.* »
Depuis quelque temps elle s'interroge sur les causes de
ses souffrances et commence à douter de sa personnalité; elle se demande si elle n'appartient pas à une
grande famille, et si ce n'est pas pour la dépouiller
d'une grande fortune, qu'on veut obtenir sa mort après
lui avoir fait endurer mille maux.

Observation XXII

Sommaire : *Délire chronique. — Hallucinations de l'ouïe. —
Troubles de la sensibilité générale. — Idées de persécution. —
Délire hypochondriaque.*

E..., Marie-Louise, veuve G..., couturière, 62 ans, était traitée
dans un établissement spécial depuis le mois d'août 1877, lorsqu'elle entre à l'asile Ste-Anne le 29 septembre 1879, avec un
certificat médical ainsi conçu : *Délire de persécution avec illusions
et hallucinations terrifiantes; fuite spontanée. Crises d'un caractère indéterminé, mais vraisemblablement épileptiques.*

Elle est très hallucinée et persécutée. *On veut la tuer, on veut
assassiner ses enfants, on lui dit des horreurs* ; alors elle cherche
querelle aux autres malades et devient une cause de désordre.

Elle dort mal la nuit, *on la tourmente,* elle se plaint de tout ; ce
sont des jérémiades sans fin. *Elle est inquiète de sa santé, elle
souffre de partout, elle a la fièvre, une tumeur se développe dans
son sein.*

Octob. 1883. Depuis bien des années déjà on la tourmente, elle
a eu des histoires avec ses voisins, et plusieurs fois, elle a de-
mandé protection chez le juge de paix.

Les lieux d'aisance étaient toujours bouchés, « *pour la gêner,*
« *parce qu'on savait qu'elle avait fréquemment la diarrhée. Elle*
« *fut accusée d'avoir le mal vénérien. On lui a fait perdre toutes*
« *ses facultés, des femmes entretenues l'ont persécutée à ou-*
« *trance.* »

A l'asile, on lui fait continuellement des *saletés*, des *horreurs*,
on lui dit qu'elle *est* « *pourrie* », qu'elle a la « *vérole* », qu'elle est
une « *saleté* », on l'appelle « *vache* », et cependant elle n'a jamais *dévié*. On ne lui donne pas ce dont elle a besoin. On lui
donne des « *chemises tachées.* » qui lui font venir du « *mal sur le
corps.* »

*On répète tout haut ses pensées devant elle, on l'assassine, on
lui fait venir du mal.* « *Elle souffre beaucoup dans le côté du
« ventre, dans le foie, dans le sein, dans l'estomac, ce matin elle
« a expectoré des crachats blancs de mauvais aspect.* »

On l'accuse d'avoir volé, d'avoir eu des enfants épileptiques,
d'avoir violé une petite fille et d'être « *coquine.* »

On l'électrise dans son lit, on la magnétise, on dit qu'elle est
une empoisonneuse, une voleuse. On met des saletés près d'elle;
des bois en croix, des cordes, etc. Elle entend dire que ses enfants sont morts, qu'on les enterre ; on veut lui faire du mal à elle
et à ses enfants. On va les voler, on l'appelle « *vieille déplumée* »
On dit qu'elle a fait son « *mari cornard* », on l'appelle « *paillasse
à soldat.* »

La nuit, on donne des coups de ciseaux à ses draps, on la tor-
ture, on l'assassine.

« *Elle est très oppressée, elle crache toujours le sang, elle entend
« battre son cœur, elle éprouve des tiraillements violents dans
« cette région, elle souffre de l'estomac, du bas-ventre; quand elle
« se baisse la matrice descend.* »

REMARQUES; Dans l'observation XXII, les hallucinations, surtout celles de l'ouïe ont beaucoup d'intensité,
et fournissent chaque jour de nouveaux aliments à un

délire de persécution des plus actif et des plus systématisé. Les idées hypochondriaques sont également très
nombreuses : « *elle a toujours la fièvre, elle crache le*
« *sang, il lui vient une tumeur dans le sein, son ventre est*
« *disloqué, elle a des contractions dans l'estomac et dans*
« *les poumons.* »

OBSERVATION XXIII

SOMMAIRE : *Délire chronique. — Hallucinations de l'ouïe, de la
vue et troubles de la sensibilité générale. — Idées de persécution
et délire hypochondriaque.*

T..., Pauline, ancienne femme de chambre, 58 ans, est amenée
pour la deuxième fois à l'asile Ste-Anne, le 16 octobre 1883.

Elle est l'objet d'un certificat médical constatant qu'elle est :
*atteinte de délire mélancolique avec idées de persécution et hallu-
cinations, chagrin, désespoir, etc.*

D'après les renseignements donnés par la sœur, il se trouve
qu'il n'y a pas d'antécédents héréditaires connus.

A son arrivée, la malade est très excitée, son visage exprime
l'angoisse la plus profonde ; elle va et vient en pleurant, en pous-·
sant des cris plaintifs, des gémissements sans cesse répétés et
consistant en expirations rapides, brusques et bruyantes. « *Elle*
« *dit qu'elle est victime de ses nerfs, que sa mécanique intérieure*
« *est décrochée, que les animaux ont pris sa maladie, qu'elle ne*
« *peut plus mourir, et qu'elle est condamnée à souffrir pour*
« *l'éternité.* »

Après quelques jours de traitement son excitation étant diminuée, elle nous raconte avec complaisance son histoire, que nous
rapporterons ici, le plus brièvement possible.

Elle était très constipée dans sa jeunesse, et usait de tous les moyens pour se faire aller à la garde-robe. Un jour étant placée sur un vase contenant de l'eau chaude, et faisant quelques efforts pour amener une selle ; elle entendit tout à coup un *craquement* qui avait dû se produire dans la région de l'anus, ce qui l'effraya beaucoup, mais ne se trouvant pas plus malade quelques jours après, elle oublia vite cet accident.

Dix ans après, elle eut une petite indisposition qui dura trois semaines et elle entrait en convalescence lorsqu'un soir une *voix intérieure* faisant allusion au fameux craquement entendu autrefois lui dit : « *tu as forcé la nature, tu ne pourras plus vivre.*

Elle prêta peu d'attention à cette voix qui ne se renouvela pas, et ne fut pas effrayée.

Elle fut ensuite très bien portante pendant trente et quelques années, temps qu'elle passa entièrement chez les mêmes maîtres en qualité de femme de chambre.

Au mois de février 1882, elle eut un jour en se levant un étourdissement, on lui fit prendre un purgatif, et le malaise cessa rapidement.

Au mois de juin suivant, son caractère changea ; elle devint nerveuse, irritable et commença à s'exciter. Elle pensait malgré elle, au craquement entendu à l'âge de 14 ans, en faisant des efforts pour aller à la garde-robe, « *quelque chose lui disait qu'elle « ne devait pas mourir parce qu'elle avait forcé la nature et dé- « rangé la création.* » Elle fut envoyée à la campagne, mais elle n'y trouva pas la tranquillité.

Ayant jeté de l'urine par la fenêtre de sa chambre, elle se figura que : « *son urine était malade, qu'elle pouvait donner la « contagion aux animaux qui envahiraient le monde ; et, qu'en- « suite les animaux donneraient la contagion au monde entier.* »

A partir de ce moment, elle fut beaucoup plus tourmentée et fut placée à l'asile de Ville-Évrard, où elle resta seulement un mois. De novembre 1882 à janvier 1883, elle fut assez tranquille, ses idées s'étaient « *endormies* », dit-elle.

Elle fut placée à l'asile Ste-Anne pour la première fois au mois

de février, elle était alors très excitée et très inquiète : « son
urine avait donné la contagion aux animaux qui envahiraient
le monde. »

Une certaine amélioration s'étant produite au bout de quelques
mois, elle obtint sa sortie le 11 août 1883.

Dans sa famille, elle fut calme, pendant quelques jours. Elle
prenait plusieurs bains par semaine, et une potion au bromure
de potassium ; mais, au bout de peu de temps, devenant de jour
en jour plus tourmentée et fatigant tout le monde par ses plaintes
incessamment répétées, elle entre de nouveau à l'asile le 16 octobre 1883.

Son excitation est extrême, elle est inquiète, tourmentée et répète toujours les phrases suivantes : « *Mon Dieu, mon Dieu quel*
« *malheur ! j'ai forcé la nature, la nature est dérangée, nous allons*
« *être écharpillés par tous ces animaux qui ont pris ma mala-*
« *die. Quel malheur ! Je ne peux plus mourir.* »

Aujourd'hui 5 novembre, elle est moins excitée, elle reste plus
facilement en place, mais son délire est le même.

Elle a toutes les maladies. Ses mains sont *salées*, elle les regarde souvent, et, à certains signes qu'elle a remarqués, elle se
figure avoir le *diabète*.

« *Un côté de son corps est mort, l'autre côté est plein de vie et*
« *ne pourra jamais mourir. Son cœur ne bat qu'à moitié.* »

Elle n'a *qu'un tuyau dans le corps*, elle le sent parfaitement, *il*
lui dit qu'il est destiné à diriger les aliments. Ce tuyau a donné
naissance depuis 40 ans à de petits organes qui n'existent pas
chez les autres personnes. Ainsi, elle a une grosse côte qui rem-
place l'estomac. »

Son grand désir serait de se faire *ouvrir* le corps pour savoir
comment elle est « *fabriquée* » car ayant forcé la nature, elle n'a
pas eu le même développement que les autres femmes et elle n'est
« *pas faite comme elles.* »

On remarque chez cette malade quelques phénomènes halluci-
natoires du côté de l'ouïe, de la vue et de la sensibilité générale.

Elle entend des cris lointains, des murmures, ce qu'elle appelle des « *cris de foire, de marché.* »

Parfois ce sont des coups de marteau qui font plus ou moins de bruit. Dernièrement en se promenant sous la galerie elle a entendu très distinctement un « *Tra la, la, la la* », elle s'est retournée, il n'y avait personne.

Du côté de la vue, ce sont surtout des illusions, *elle forme des têtes, des figures,* avec tous les objets qui se présentent à elle. Quand elle regarde une table du réfectoire, aussitôt les dessins du marbre donnent naissance à une très grande quantité de visages dont les expressions sont très variées.

Du côté de la sensibilité générale, on trouve des sensations de chaleur, de froid, de piqures, etc.

Ce qui *la tue,* dit-elle, ce sont « *ses maladies, ses malheureuses* « *pensées.* » Elle est très inquiète pour l'avenir : « *Que deviendra-* « *t-elle ne pouvant pas mourir et ne devant jamais guérir.* »

REMARQUES : Dans cette observation nous trouvons Mlle T..., en proie à un délire hypochondriaque très actif ; elle raconte ses tourments à toutes les malades du service. « *Un côté de son corps est mort, l'autre ne* « *mourra jamais ; elle n'a qu'un tuyau dans le corps.* » Elle n'est pas « *faite* » comme les autres femmes.

En provoquant une garde-robe, elle a *forcé la nature ; son urine a donné la contagion aux animaux. Elle ne peut pas mourir.* Chez cette malade, nous voyons l'idée d'immortalité se joindre aux idées hypochondriaques. « *Elle ne doit pas mourir parce qu'ayant dérangé la nature,* « *son corps n'a plus la même organisation.* »

Là, est la source de tous ses tourments, elle voudrait mourir comme tout le monde.

Cette idée d'immortalité est donc une idée hypochondriaque. Elle gémit d'avoir une organisation différente de celle des autres, car elle est condamnée à souffrir toujours, et la mort ne mettra jamais terme à ses maux.

OSERVATION XXIV

SOMMAIRE : *Délire chronique. — Au début : inquiétudes et tourments, craintes d'empoisonnement, ensuite hallucinations de l'ouïe, de l'odorat et du goût. — Troul'es de la sensibilité générale. — Idées hypochondriaques.*

G..., Marie-Eugénie, domestique, 34 ans, est fille d'un père buveur.

Il y a neuf ans, elle est accouchée d'un fils qui est nerveux et délire quand il a un peu de fièvre.

Il y a eu un autre accouchement d'un enfant mort-né.

Son maître chez qui elle est entrée en qualité de ménagère en 1874, s'est aperçu dès le début, de la bizarrerie de son caractère ; elle était inquiète, souvent tourmentée, parlait d'empoisonnement, examinait ses aliments avec une scrupuleuse attention, et changeait fréquemment de fournisseur.

En 1876, pendant le cours d'une fièvre typhoïde grave, on s'aperçoit qu'elle a des idées de persécution ; elle accuse le médecin de la rendre malade en l'auscultant.

Peu à peu, le délire de persécution s'accentue davantage. Elle fait des trous dans les murs pour entendre ce qui se dit chez les voisins, et pour connaître d'avance, le mal qu'on doit lui faire.

On veut « *l'empoisonner, on la rend malade. Elle ne dort pas ; elle tousse, elle a des maux d'estomac, de l'irritation dans la « gorge après avoir mangé.* » Dans les derniers temps elle éprouve des *douleurs très-vives* dans la région du cœur ; *elle craint d'avoir des sangsues dans le cœur.* Comme elle a entendu dire aux voisins : « *On nous paie pour vous faire du mal* », elle attribue tous ces accidents à des *poisons jetés dans sa nourriture* et va plusieurs fois solliciter la protection de l'autorité.

Elle arrive à l'asile Ste-Anne le 20 février 1882 dans un état *d'excitation maniaque avec cris, chants, spasmes, suffocations et accidents hystériques très accentués.*

Elle se tord les mains, commet des actes désordonnés, ne reste pas en repos et se plaint de tout. On « *la rend malade, on* « *met des saletés dans ses aliments.* »

Dans la suite, l'agitation se calme, mais les hallucinations ont la même intensité. Les idées de persécution et les idées hypochondriaques persistent. On la rend « *malade, on lui dessèche la* « *bouche, on lui paralyse les mains.* » Pour lui *détériorer l'estomac* on met des substances « *toxiques* » dans ses aliments ; elle éprouve « *des tiraillements dans la poitrine.* » Souvent elle refuse les médicaments. Elle se tient à l'écart, ne fait rien et est très défiante sur la nourriture.

Octobre 1883. Elle se plaint beaucoup de la tête, elle « *a mal* « *au-dessous du crâne, dans la cervelle ; elle n'a plus de forces* « *dans les bras, dans les jambes, dans tout le corps. Elle a l'es-* « *tomac abîmé, les poumons affaiblis, la fièvre la consume en-* « *tièrement.* »

Le matin quand elle se lève : « *elle sent sa matrice descendue ;* « *elle est obligée de la soutenir avec la main. Ses organes géni-* « *taux sont d'une faiblesse extrême. Les coliques ne la quittent* « *jamais et la dyssenterie succède à la constipation. Tout lui fait* « *mal, le dos, la colonne vertébrale et principalement le filet.* »

Dernièrement se trouvant les mains plus blanches que d'habitude, elle a injurié la sœur du service en lui reprochant de lui faire sortir « *trop de sang du corps.* »

Elle a du sable placé entre chair et peau. Elle a peur de devenir hydropique.

On lui envoie des « *odeurs très désagréables,* » des odeurs qu'elle ne peut définir « *son sang des règles sent très mauvais,* « *ce qui prouve l'état déplorable de sa santé.* »

Elle attribue tout ce qui lui arrive aux « *mauvaises choses* » que l'on met dans ses aliments. Elle a remarqué aussi dans l'eau de la fontaine des petites « *pustules* » qui montent et descendent. Comme les aliments sont préparés avec la même eau, elle avale nécessairement tous les jours, une grande quantité de ces petites « *pustules* », qui une fois introduites dans son corps : « *montent* « *jusqu'au-dessus de la tête et en se frappant les unes contre les* « *autres, donnent lieu aux douleurs si vives et à la faiblesse* « *extrême qu'elle éprouve dans le cerveau.* »

Elle sait qu'elle est persécutée, mais elle ne sait pas au juste qui la persécute.

Dans le lait elle trouve une certaine poussière qui lui « *fait* « *gonfler le visage* », c'est pour cela qu'elle le laisse.

Elle a fréquemment des grosseurs de chair dans la bouche, et dans d'autres organes.

Il y a quelques jours la « *dose du poison* était *probablement* « *trop forte,* elle a cru que sa *boîte osseuse allait éclater.* »

Elle raconte que le son du piano est trop dur pour ses oreilles elle est trop faible pour entendre de la musique : le silence seul, lui convient.

Elle pense que ceux qui la persécutent et la rendent malade ont de « *grands intérêts* » à s'occuper d'elle.

REMARQUES : Dans l'observation XXIV des troubles sensoriels multiples ont donné naissance à des idées de persécution et à des craintes d'empoisonnement.

Les troubles de la sensibilité générale sont très prononcés et il en résulte un délire hypochondriaque très actif. « *Sa santé est détériorée. Ses organes sont abîmés et* « *affaiblis, la fièvre la consume entièrement, elle a mal dans* « *le filet, elle devient hydropique.* » Elle commence à se demander quel est le but de ceux qui la persécutent et qui passent tout leur temps à *détériorer sa santé.* Un

doute relatif à sa naissance se fait dans son esprit :
« *peut-être que de grands intérêts sont en jeu.* » Dans un
temps donné apparaîtront sans doute des idées de grandeur.

Chez cette malade il n'y a ni démence, ni trouble de
la motilité.

OBSERVATION XXV

SOMMAIRE : *Délire chronique. — Alternatives d'excitation et de
dépression, hallucinations de l'ouïe, de la vue, du goût et surtout de l'odorat. — Troubles de la sensibilité générale; idées
hypochondriaques; idées de persécution ; idées de grandeurs et
de richesses. — Tumeur fibreuse de l'utérus.*

D..., Henriette, veuve D..., couturière, 41 ans, a été traitée
une première fois en 1877 à l'asile Ste-Anne pour un *délire de
persécution avec des idées hypochondriaques, hallucinations et
troubles de la sensibilité générale.*

Elle entre pour la deuxième fois le 6 mai 1879 accompagnée du
certificat médical suivant: *Dépression mélancolique; idées de
persécution et de suicide; hallucinations dominantes de l'odorat;
fausses sensations génitales. Préoccupations hypochondriaques.
Action produite par l'électricité,* etc.

Elle est inquiète, son visage exprime une anxiété pénible « elle
« est persécutée de toutes les manières », on a « voulu abuser
« d'elle, on l'électrise. » Il lui semble qu'elle sort d'un rêve, tout
est confus, elle cherche à se rappeler, mais les souvenirs s'éloignent. Elle mange irrégulièrement.

Durant les années qui suivent elle présente des alternatives
d'excitation et de dépression; elle est inquiète, elle entend la

voix de son mari, qui est mort, elle veut aller le retrouver. « *On*
« *l'a rendue malade en lui faisant prendre du vin, on veut l'ac-*
« *cuser, la perdre.* » Parfois elle refuse de manger : « *on lui a*
« *mis du poison dans le corps, on l'électrise, on abîme sa santé ;*
« *elle croit à ses persécutions et veut qu'on la protège.* »

On observe une tumeur fibreuse de l'utérus avec épanchement
dans la cavité abdominale, il n'y a pas d'œdème des jambes.

Octobre 1883. Elle est très fréquemment mal disposée et
répond la plupart du temps par des injures grossières aux questions que nous lui adressons, elle nous prie de cesser nos expériences qni ruinent sa santé en lui faisant endurer des souffrances
horribles.

On l'électrise constamment dans le ventre ainsi que dans les
autres parties du corps.

Elle a ressenti et ressent encore fréquemment des « *secousses*
« *dans le ventre, qui lui brisent les fibres et les nerfs. Son ventre*
« *est rempli d'eau. Cette eau coule dans son corps, lui traverse les*
« *côtes et l'estomac. On lui a soulevé les côtes avec les essais de*
« *science. Elle a des trous dans les intestins, qui sont le résultat*
« *des violentes secousses électriques qu'elle ne cesse d'éprouver.*

Elle passe tout son temps à caresser son ventre, où à se regar-
der les mains et les différentes régions de son corps. « *Tous les*
« *nerfs sont troués. Elle a de la bile dans le sang ; ses chairs sont*
« *violettes, elle a les mains marbrées. Pour prendre sa respira-*
« *tion elle éprouve de grandes difficultés. Elle possède tous nos*
« *secrets.* » Elle sait que nous sommes envoyés par les *spirites,*
pour *la forcer de parler.*

« *Est-ce donc parce qu'elle est bien faite, parce que son corps*
« *a été un modèle de beauté à sa naissance, que la science veut*
« *s'emparer d'elle pour faire des expériences et faire sur elle des*
« *essais de magnétisme. M*me *Grévy envie sans doute la blancheur*
« *de sa peau. On lui fait des misères de toutes sortes, on lui a*
« *percé le côté, on lui met des poids sur la poitrine ; ce sont des*
« *traits de magnétisme. On lui pique la peau, on la brûle, on lui*
« *fait passer des chaleurs dans la matrice et des chatouillements*

« *dans les parties génitales. On est allé jusqu'à lui faire venir*
« *des crachats dans la bouche.* »

Tout cela, c'est pour lui faire donner des explications sur la
science.

Les illusions et les hallucinations sont multiples. On lui envoie
des odeurs très désagréables, ce sont des « *odeurs de soufre, de*
« *cabinet d'aisance, d'égouts.* » Quelquefois cependant il lui arrive
des « *parfums exquis, des odeurs de fleurs, de roses, de produits*
« *de la Chine et du Japon ; c'est bizarre la science, dit-elle.* »
Presque toujours *elle a un mauvais goût dans la bouche, un*
goût de soufre, de bile, etc.

Une voix, probablement la voix d'un spirite, lui a appris que
son mari n'était pas mort. Du reste, celui-ci, lui parle presque
tous les jours. Elle entend également les voix d'un grand nombre
de personnes ; elle a des visions, on lui fait voir des « *choses*
« *bizarres* » des choses ayant une « *grande signification* », mais
elle doit en garder le secret. Elle a vu aussi des « *fleurs, des ani-*
« *maux, des hommes nus.* »

Il existe de très grands secrets sur sa naissance et sur ses parents. Pour arriver à connaître ses secrets, *par la science, on la*
magnétise. On *l'électrise* et on lui fait supporter mille tortures.
Elle est d'une grande famille, elle possède une grande fortune.
une fortune considérable, ainsi que des titres de noblesse et des
biens immenses en Bourgogne : « *mais on a dû changer son*
« *nom.* »

« *Son père était descendant de Charles* X. *Sa mère n'était au-*
« *tre que M*lle *de la Palisse. C'est évidemment à cause de sa des-*
« *cendance, de sa fortune et de sa perfection dans les formes*
« *physiques que la science s'est emparée d'elle. On lui a mis*
« *dans l'imagination qu'elle devait être sorcière et qu'elle brû-*
« *lerait sur un bûcher. A sa naissance la sage-femme l'avait*
« *marquée aux reins d'un fer à cheval pour qu'elle devienne*
« *comme Jeanne d'Arc.*

« *On a voulu la faire enfanter comme la Vierge-Marie. Une*
« *nuit, un homme ayant une tête énorme, des cheveux ébouriffés*

« *s'est couché sur elle et lui a dit qu'il lui faisait un enfant. Elle*
« *n'a rien senti.* »

On lui a annoncé qu'elle serait crucifiée, et ce jour-là, elle a
ressenti une douleur dans la main, *qui était marquée d'une rou-*
geur très vive, etc. « *Tout cela ce sont des cas de sciences.* »

Dans toutes les personnes du service elle reconnaît des gens
avec lesquels elle a été plus ou moins en relation avant son entrée à l'asile, l'une des sœurs est *la marquise de* ***. L'autre est
*M*lle ***, etc. Elle s'est aperçue que souvent on lui faisait changer
de figure et que sa physionomie n'était jamais la même.

Assez fréquemment elle présente des périodes d'agitation violente.

Remarques: L'observation XXV est très intéressante,
elle nous montre bien l'enchaînement des différents
phénomènes dans l'évolution du délire chronique; hallucinations multiples, idées de persécution, idées de
grandeur et de richesses, avec modification dans la personnalité. Le délire hypochondriaque est également
très accentuée: « *on lui abîme la santé, les fibres et les*
« *nerfs du ventre sont brisés; ses intestins sont percés, son*
« *sang ne circule plus, elle a de la bile dans le sang.* »

OBSERVATION XXVI

Sommaire: *Délire chronique. — Hallucinations de l'ouïe. —*
Troubles de la sensibilité générale. — Idées de persécution. —
Idées hypochondriaques. — Idées ambitieuses.

N... femme F..., 31 ans, cultivatrice, entre pour la deuxième
fois à l'asile Ste-Anne, le 2 juillet 1877.

Le certificat immédiat est ainsi conçu : est atteinte de délire de persécution avec illusion, hallucinations de la vue et surtout de l'ouïe.

« Elle entend des voix de toutes sortes, on lui parle de choses « tristes, ses enfants sont en danger, on va la tuer, son mari va les « faire mourir.» Parfois elle entend la voix de son mari qui l'ap-« pelle et qui lui dit qu'un grand malheur plane sur eux.» D'autres voix la menacent : « lui disent qu'elle sera guillotinée, qu'on veut la « faire mourir pour s'emparer de tout l'argent qu'on a trouvé « chez elle. Elle est travaillée jour et nuit ; elle souffre surtout « du ventre et de la matrice, elle n'a plus de forces, ses membres « sont affaiblis. Elle est enceinte depuis sept ans ; c'est une gros-« sesse miraculeuse, elle porte trois enfants, il y en a un tout « petit qu'elle ne sent pas très bien, mais les deux autres sont « gros, ils remuent beaucoup et elle les sent parfaitement. Ses « trois enfants seront des saints. »

On lui annonce la venue d'une grande dame qui doit l'emmener, tous les jours elle demande si cette dame est enfin arrivée. « L'ancien empereur lui parle, lui dit qu'elle est sa fille. Le Ciel « veut qu'elle se sépare de son mari et qu'elle habite dans un « hôtel, où elle aura un carosse avec quatre chevaux. Chez elle « on a trouvé des coffres contenant des milliards, elle va distri-« buer quatorze milliards aux pauvres, puis elle deviendra su-« périeure de la maison. Son accouchement sera très grave, par-« ceque sa grossesse sera de longue durée, sa matrice est fatiguée, « et les enfants qu'elle porte sont très gros. »

Cette malade, généralement assez calme, est loquace, elle parle le jour et la nuit et présente les mêmes idées depuis plusieurs années.

REMARQUES : L'observation XXVI, est celle d'une malade chez laquelle nous trouvons également des hallucinations, des idées de persécution et des idées ambitieuses.

Les idées hypochondriaques ont un cachet tout particulier: « elle est enceinte depuis sept années de trois enfants
« qui remuent dans son ventre, c'est une grossesse mira-
« culeuse, elle n'a plus de forces, ses membres sont affaiblis,
« on veut la faire mourir. »

OBSERVATION XXVII

SOMMAIRE: *Délire chronique. — Hallucinations de l'ouïe, de
l'odorat et du goût. — Idées de persécution. — Troubles de la
sensibilité générale. — Idées hypochondriaques. — Idées de
richesses. — Erreurs de la personnalité. — Alimentation difficile.*

L..., Louise-Constance, femme X..., lingère, fut traitée une
première fois en 1870, elle était alors âgée de 39 ans. Le certificat immédiat dont elle fut l'objet était ainsi conçu: *Délire des
persécutions; idées hypochondria ... mélancoliques ; hallucinations de l'ouïe ; cauchemars; douleurs abdominales; préoccupations sur sa santé ; tristesse; dégoût de la vie.*

Elle entre pour la deuxième fois à l'asile Ste-Anne en 1873, et
depuis cette époque son état n'a présenté aucune modification.

Les illusions et les hallucinations sont multiples ; elle entend
des voix qui lui disent des choses désagréables, qui l'injurient,
qui la menacent et ne lui laissent aucun repos. Il lui arrive également des odeurs bizarres, qu'elle ne peut définir, et tout ce
qu'elle avale, les aliments, les médicaments, la tisane ont des
goûts bien singuliers. Elle est persécutée, on pratique des trous
au plafond pour la surveiller et être au courant de toutes ses
actions.

Avec les idées de persécution, la malade présente des idées hypochondriaques et des craintes d'empoisonnement : « on la « fait souffrir, on la magnétise, on l'empoisonne, on mélange à « ses aliments des substances malfaisantes de la nicotine, du « cuivre, etc. On lui donne de l'exaltation nerveuse, des con- « tractions spasmodiques de la figure. On lui a donné un abcès « dans le ventre, son estomac est à nu, elle ne peut digérer. »

L'alimentation est excessivement difficile. Tantôt elle refuse de prendre du pain et de la viande et se contente de manger des œufs et du bouillon, tantôt elle ne prend que des liquides, et elle n'avale ses aliments qu'après les avoir soumis à des examens et à des préparations de toute nature.

« On lui cautérise le corps pendant la nuit ; on paralyse son « cervelet. On agace ses parties génitales. On a introduit du fer « dans sa colonne vertébrale ; elle a des diamants dans l'estomac « et du fer dans les entrailles. »

Elle manifeste aussi quelques idées de richesses. « On lui a « dérobé beaucoup d'argent, on lui a volé ses titres, sa for- « tune. »

Elle commet des erreurs de personnalité, elle n'est pas M. L.... et croit reconnaître toutes les personnes qu'elle voit.

Il y a de fréquentes périodes d'agitation avec impulsions vio- lentes et dangereuses.

Elle frappe subitement les autres malades ou les personnes du service.

Le sommeil est généralement mauvais.

REMARQUES : Chez toutes ces malades, le délire hypo- chondriaque présente la plus grande analogie, tantôt leur corps est détruit, décomposé, elles n'ont plus de sang, ou bien leurs organes ne fonctionnent plus, tantôt des attaques sans nombre, sont dirigées contre les diffé- rentes parties de leurs corps, à l'aide de procédés plus ou moins mystérieux, comme le magnétisme, l'électricité, ou par l'intermédiaire de substances toxiques venant de l'air, de l'eau, ou introduites dans leurs aliments. Mais quelle que soit la forme des attaques dont elles supposent être les victimes, le résultat est toujours le délabrement et la ruine de leur santé, elles s'en plaignent avec beaucoup d'énergie.

Plusieurs de ces malades nous présentent des conceptions délirantes, ayant beaucoup de rapports avec celles que nous rencontrons dans la paralysie générale.

Les deux premières observations XVIII et XIX sont atteintes d'un commencement de démence qui donne à leurs idées hypochondriaques un cachet particulier. Mais nous n'observons chez elles, aucun trouble de la motilité, ni aucun des désordres physiques qui pourraient faire supposer une démence paralytique.

D'un autre côté la marche de leur affection est bien différente.

Dans les observations XX, XXI, XXII, XXIII et XXIV nous trouvons également des idées hypochondriaques qui impriment au délire une activité particulière, mais, chez ces malades, il y a peu de mobilité et la systématisation est très accentuée. En outre, du côté de la motilité nous ne trouvons aucun désordre.

Chez quelques-unes d'entre elles (obs. XX. XXI et XXIV) nous remarquons depuis quelque temps, une certaine tendance, à des modifications dans la personnalité.

Peut-être dans la suite, assisterons-nous à une nouvelle évolution du délire, et observerons-nous des idées de grandeur,

Dans les *observations XXV* et *XXVI* avec des idées hypochondriaques, nous trouvons des idées de grandeur mais l'*obs. XXV* nous montre un délire bien systématisé.

Les mille persécutions dont Mme D..., se croit victime, et toutes les maladies qu'elle endure depuis longtemps n'ont qu'un seul but, celui de lui faire dévoiler des secrets importants, qu'elle seule possède, et de lui enlever une fortune immense.

Chez elle, tout s'enchaine d'une façon très nette, les idées de persécutions résultent des fausses sensations ; et les idées de grandeur avec erreur de la personnalité expliquent les persécutions.

Chez un paralytique général le délire ne forme jamais un tout aussi bien organisé.

D'autre part, nous ne trouvons aucune lésion de la motilité.

La malade qui fait l'objet de l'observation XXVI est hallucinée et persécutée, elle a des idées hypochondriaques et des idées ambitieuses incohérentes, De plus, elle est en voie d'affaiblissement intellectuel, qui donne à son délire, un cachet tout particulier. « *Elle est en-* « *ceinte depuis sept ans de trois enfants ; sa grossesse est* « *miraculeuse et ses enfants seront des saints. Elle est en* « *correspondance avec le ciel, qui lui ordonne de se séparer* « *de son mari, et de vivre à Paris dans un hôtel, avec un* « *carosse et quatre chevaux. Elle possède 14 millions.* »

Tel est le cercle d'idées dans lequel elle se renferme, dont elle ne sor¹ jamais, et qui n'a pas varié depuis plusieurs années.

De plus, du côté de la motilité, nous n'observons aucune faiblesse et aucun trouble.

Il est impossible après un examen attentif, de considérer cette malade, comme atteinte de paralysie générale, malgré toute l'analogie que peut présenter son délire avec celui des déments paralytiques.

L'observation XXVII, nous montre une malade atteinte d'hallucinations multiples, qui lui ont fait croire à des persécutions de toute nature.

Les troubles de la sensibilité générale ont fait naître chez elle des conceptions hypochondriaques très accusées et très variées ; « *on lui donne des contractions au* « *visage ; elle a un abcès dans le ventre; son cervelet est* « *paralysé; elle a du fer dans la colonne vertébrale; son* « *estomac est à nu ; elle a des diamants dans les en-* « *trailles.* »

De temps à autre elle manifeste aussi des idées ambitieuses et de richesses: « *on lui a volé beaucoup d'argent,* « *on lui a dérobé ses titres et sa fortune.* » Elle commet des erreurs sur la personnalité des personnes qui l'entourent et sur la sienne propre.

Dans cette observation il est facile de voir que le délire hypochondriaque a, non-seulement dépassé les bornes de toute vraisemblance, mais encore qu'il a revêtu un cachet d'impossibilité absurde, qui lui donne beaucoup d'analogie avec celui qu'on rencontre dans la paralysie générale. Mais il n'y a pas lieu de croire à cette dernière maladie, car nous ne trouvons aucune altération de la motilité.

En résumé, chez les délirants chroniques il est assez

fréquent de rencontrer du délire hypochondriaque, qui parfois conserve des allures peu exagérées, mais qui souvent dépasse les bornes de toute vraisemblance et se pare d'un cachet de niaiserie et d'impossibilité absurde.

Souvent chez ces mêmes malades le délire hypochondriaque alterne, ou est associé avec des idées ambitieuses et de grandeur qui donnent aux conceptions des caractères ayant la plus grande ressemblance avec ceux que présentent les troubles intellectuels dans la paralysie générale.

Cependant, chez les délirants chroniques, les idées sont plus limitées en nombre, elles sont mieux raisonnées, moins mobiles et portent les traces d'une organisation, d'une systématisation plus ou moins complète. La démence n'apparaît que tardivement.

En outre, il n'existe pas chez eux, de lésion de l'appareil musculaire.

CHAPITRE IV

Le Délire hypochondriaque dans la Paralysie générale

Nous n'avons pas l'intention de rappeler l'histoire complète de la paralysie générale. Nous exposerons seulement, d'une manière aussi brève que possible, dans ce chapitre, les caractères généraux de cette affection et nous parlerons ensuite du délire hypochondriaque observé assez fréquemment dans cette maladie.

La paralysie générale présente deux ordres de symptômes ; des troubles simultanés de l'intelligence et de la motilité.

Les troubles de i'intelligence ont un caractère essentiel pathognomonique ; c'est une sorte de démence plus ou moins accentuée, augmentant progressivement et caractérisée par la diminution de la mémoire et l'affaiblissement de toutes les facultés en général.

Avec la démence, existe le plus souvent un délire très riche et très varié, pouvant affecter toutes les formes et toutes les nuances, mais qui généralement est ambitieux et hypochondriaque.

Les désordres de la motilité sont nombreux : c'est d'abord un défaut de coordination dans les mouvements; et plus tard, un affaiblissement musculaire plus ou moins généralisé; c'est un défaut de régularité, un manque de précision dans les mouvements délicats ; mais ces troubles sont surtout marqués du côté de l'articulation des mots, la parole est embarrassée, hésitante, des syllabes, des mots sont bredouillés, mal prononcés, etc. Les muscles des lèvres et de la face sont le siège d'ondulations fibrillaires, de contractions convulsives.

Il peut exister aussi des troubles de la sensibilité. A côté de ces symptômes essentiels, il y en a d'accessoires, dont les plus importants se manifestent dans les yeux. Il y a inégalité pupillaire; les pupilles peuvent être dilatées ou resserrées, la vue est affaiblie et l'ophthalmoscope révèle parfois des congestions ou de l'anémie de la papille.

La circulation cérébrale est le siège d'une suractivité considérable qui donne lieu à de la céphalalgie, de la pesanteur de tête, etc.

Cette maladie peut offrir une grande variété d'aspects, ce qui a conduit MM. Fabet et Linas à admettre quatre formes principales. Nous ne les décrirons pas ; nous ne parlerons pas non plus des périodes que l'on distingue dans le cours de la maladie. Nous dirons seulement quelques mots sur les deux formes que le délire affecte le plus souvent.

Les idées de grandeurs ont chez les aliénés paralytiques des caractères particuliers, elles sont *multiples,
mobiles, non motivées, contradictoires* (Falret), elles peuvent porter sur tous les sujets à la fois, ou, sans transi-
tion aucune, sauter de l'un à l'autre.

Ces malades diffèrent beaucoup des malades atteints
de délire chronique, chez lesquels les idées ambitieuses
sont systématisées et déterminent des actions toujours
conformes à leurs paroles.

Le délire, dans la paralysie générale, ainsi que l'a
montré Calmeil, est assez fréquemment de nature mélancolique avec manifestations hypochondriaques. M. Baillarger a fait une étude particulière de ce délire, de ses
caractères presque spécifiques, et a insisté tout spécia-
lement sur sa fréquence; il a montré l'importanc: de
ce délire, comme symptôme de la paralysie générale, et
surtout comme signe précurseur de la même maladie.

Le délire hypochondriaque peut, pendant un certain
temps, ne pas paraître tout-à-fait invraisemblable, il
consiste alors en préoccupations plus ou moins vives
sur les fonctions des différents organes. Mais le plus
souvent il porte l'empreinte profonde de la démence, et
revêt un caractère de niaiserie, d'absurdité, de mobilité
et de contradiction irréfléchie, caractère qui est commun à toutes les conceptions que l'on rencontre dans
cette maladie.

Souvent le délire ambitieux et le délire hypochondriaque existent en même temps. Le même malade, présente
des périodes pendant lesquelles les idées ambitieuses et
les idées mélancoliques sont indépendantes et se succè-

dent à intervalles plus ou moins longs, et des périodes où les deux délires sont associés, combinés ou séparés seulement par de courts espaces de temps.

Examinons maintenant les manifestations du délire hypochondriaque chez nos malades atteintes de paralysie générale.

OBSERVATION XXVIII

SOMMAIRE : *Depuis une quinzaine d'années troubles de la menstruation. — Développement d'une tumeur fibreuse de l'utérus. — Fièvre typhoïde, il y a quinze ans. — Depuis 18 mois, changement dans le caractère. — Activité et dépenses exagérées. — Quelques excès de boissons. — Léger affaiblissement intellectuel. — Apparition subite d'un délire ambitieux et mystique très intense à la suite d'une vive émotion. — A son entrée, excitation maniaque. — Idées ambitieuses et de richesses. — Idées mystiques. — Idées hypochondriaques. — Hallucinations de l'ouïe, de la vue, de l'odorat et du goût. — Troubles de la sensibilité générale. — Idées de persécution. — Impulsion. — Projets de vengeance, nourris pendant plusieurs jours. — Actes de violence prémédités. — Embarras de la parole. — Tremblement des lèvres et de la langue. — Inégalité pupillaire. — Affaiblissement musculaire. — Voracité.*

G..., Augustine, 38 ans, entre à l'asile Ste-Anne le 23 avril 1883.

Son amant, avec lequel elle vivait maritalement depuis une vingtaine d'années, ne connait pas sa famille, et ne peut donner aucun renseignement sur ses antécédents.

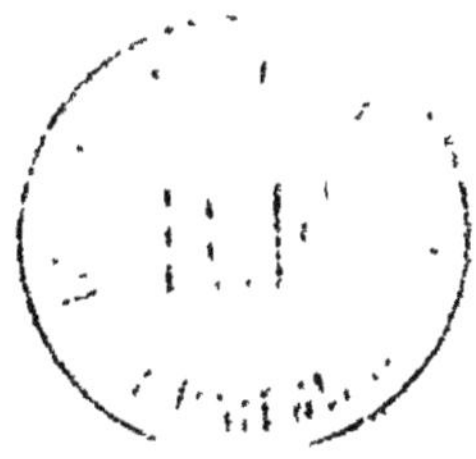

Les règles qui ont fait leur apparition de bonne heure, sont devenues irrégulières il y a déjà longtemps, et les troubles de la menstruation ont coïncidé avec le développement d'une tumeur fibreuse de l'utérus. Elle n'a jamais eu de grossesse. Son caractère était susceptible, irritable violent. Mais ce tempérament nerveux s'est accentué encore davantage, après une fièvre typhoïde grave, qu'elle a eue, il y a 15 ans.

Depuis 18 mois environ, on s'apercevait d'un changement notable dans son caractère, elle devenait bizarre, sa mémoire diminuait, et l'intelligence s'affaiblissait peu à peu. Il y a deux ou trois mois, elle a montré tout à coup une activité très grande, et a présenté quelques idées de satisfaction ; elle faisait des dépenses exagérées, gaspillait son argent et mettait le désordre dans ses affaires. Elle montrait une disposition toute particulière à boire des liqueurs fortes.

Enfin, il y a trois semaines, des malfaiteurs ayant voulu s'introduire dans sa chambre pendant la nuit, elle a eu à lutter contre eux, les a repoussés, mais la frayeur et l'émotion ont exercé sur elle, une bien mauvaise influence, et, le lendemain elle délirait complètement.

Elle racontait l'incident en disant qu'elle avait été victime d'une tentative de viol et qu'elle avait tué le diable. En même temps elle manifestait des idées de grandeur et des idées mystiques ; elle voulait habiller tous les pauvres et les nourrir ; J.-C. était son fiancé, etc.

Le certificat immédiat qui la concerne est ainsi conçu : *Excitation maniaque, propos incohérents ; idées ambitieuses et de richesses. Elle est reine de l'univers, possède des milliards, actes désordonnés ; impulsions violentes, embarras de la parole ; pupilles dilatées.*

A son arrivée, la malade est dans un état d'activité prodigieuse et continuelle, elle parle avec volubilité, gesticule et ne reste pas en place. « *Elle est la reine du monde et va se marier avec J.-C. Demain elle se fera opérer, on lui retirera les entrailles pour lui en mettre de nouvelles.* »

Elle attend le roi, et trouve qu'il tarde bien à venir.

Un peu plus tard, alors qu'on la croyait calmée, elle saisit brusquement un porte-parapluies en fonte et le brise sans savoir pourquoi.

L'embarras de la parole est peu marqué et ce n'est que de loin en loin, qu'on remarque un temps d'arrêt dans l'articulation de certains mots, quelquefois elle saute une syllabe. Les pupilles sont dilatées. Elle mange avec voracité.

Pendant les mois suivants, le délire est toujours aussi riche en idées de grandeurs et mystiques, en idées de persécutions et hypochondriaques. « *Elle va épouser J.-C. et deviendra reine de l'immensité. Toutes ses toilettes sont faites avec des roses et des diamants. Ses vaisseaux sont construits en marbre blanc et sont garnis d'or. Elle en possède dix mille. Napoléon et Eugénie, Adam et Ève, ainsi que tous les grands de la terre, font partie de son cortège. Sa fortune est immense. Elle possède des millions de milliards et tous les biens de la terre lui appartiennent. Elle a vu le déluge; elle a assisté à la création du monde. Elle fut créée la première, avant J.-C. Elle est venue sur la terre pour racheter le monde. Ses oncles étaient amiraux et capitaines de vaisseaux. Il n'y a jamais eu de billets protestés dans sa famille qui compte un prophète parmi ses membres. Elle va faire massacrer les filles publiques, ainsi que les fous et les malades qui mangent le bien des pauvres.* »

Une escharre assez large s'est produite au sacrum, elle demande : *un bain de sang et un bain de liqueurs pour se guérir.*

Le régime de l'asile lui convient beaucoup: « *On lui donne 15 plats à chaque repas et elle a bien besoin de cette bonne nourriture, car elle va accoucher bientôt; elle est enceinte de 7 mois. Elle va faire reconstruire la ville ; toutes les maisons seront en marbre rose, les casernes et les quais, en marbre blanc. Il y aura des poissons en or dans la rivière. On va changer ses yeux et ses cheveux et on lui mettra des dents en diamant, des entrailles en or. On va opérer une petite tumeur qu'elle a dans le ventre pour que son accouchement soit plus facile.* »

Tantôt elle est « *la fille de la Vierge, le St-Esprit est son père et son fiancé est J.-C.* » Tantôt elle est : *Eugénie de Montijo, et son père est Napoléon Ier. L'Impératrice est jalouse de sa beauté, et lui a fait donner douze coups de poignard. Elle pourrait être première chanteuse à l'opéra. Si nous voulons nous mettre à sa disposition elle nous donnera le titre de roi, et nous aurons tous les honneurs ; ou bien elle nous nommera directeur du Crédit Lyonnais.* Elle s'excite de temps à autre et devient violente, si on a l'air de nier sa puissance.

Un jour elle se plaint de l'*Impératrice qui lui a fait donner douze coups de poignard*, un instant après et sans que rien dans son attitude ait pu faire supposer ses intentions, elle devient rouge subitement, se jette sur nous et nous frappe ainsi que les personnes du service.

Très souvent elle s'isole, gesticule, parle avec vivacité, et paraît s'entretenir avec des personnages invisibles qu'elle dit voir et entendre. J.-C. lui a fait une apparition, elle s'est mise à genoux devant lui, elle a reçu ses instructions et il a disparu.

Septembre 1883. Depuis quelque temps, elle est impulsive, menaçante, cherche à frapper : « *On l'électrise avec une machine infernale placée à la cave. Le diable est dans la maison.* » Elle se livre à de fréquents monologues dans lesquels on remarque des projets de vengeance. « *Elle nous étranglera, nous fera conduire en prison et nous fera guillotiner.* » Un matin, à la visite, étant assise au milieu des autres malades auxquelles elle parle de sa beauté, de sa puissance, de sa fortune, elle se lève tout-à-coup le regard menaçant et veut nous frapper, elle fait violence aux infirmières qui veulent la contenir et nous dit : « *C'est votre dernier jour, on vous fusillera demain.* »

Quelque temps après, après avoir proféré des menaces contre nous pendant plusieurs jours, elle nous lance un petit banc soigneusement dissimulé sous son tablier.

« *La boîte à électricité placée dans sa cellule empêche les papes et les peuples de venir l'adorer. On l'entoure de fumée, dit-elle: On me fume toute la journée, ça sent le soufre. Les anges* n'osent s'approcher pour l'enlever au Ciel. *Elle est la première fille du Père Éternel et de la Vierge-Marie. Le Ciel est compromis par les manœuvres de l'Impératrice, et il n'y aura plus de correspondance avec les Cieux jusqu'à ce qu'elle soit délivrée.* »

Parfois elle refuse les médicaments parce qu'ils sont empoisonnés « *mes aliments ont le goût de poison.* »

Les idées hypochondriaques sont très accentuées.

« *Elle a un cancer dans le ventre, elle va le faire opérer ; elle est enceinte. Les cancers et les polypes la dévorent, elle n'a plus que les os et la peau Elle est bien malade « elle n'a plus d'estomac. On l'a égorgée ; elle n'a plus une seule goutte de sang. Elle se meurt ; J.-C. nous punira parce que nous ne la soignons pas.* »

L'embarras de la parole est très prononcé, il y a du frémissement des muscles de la langue et des lèvres. Quand nous la faisons écrire, elle saute plusieurs syllabes dans les mots.

Il existe du tremblement et de l'affaiblissement musculaire dans les membres.

Les pupilles sont dilatées : la pupille droite est plus large que la gauche.

Elle mange toujours avec gloutonnerie.

Décembre. — Elle traverse en ce moment une véritable période de mélancolie. Elle est anxieuse, inquiète.

On n'observe pas d'idées ambitieuses, mais les idées hypochondriaques existent toujours. « *Tout le monde est mort, de grands malheurs vont se produire. Son sang est décomposé, elle est morte : c'est fini tout est perdu. Mon Dieu, mon Dieu qu'avons-nous fait ?* » etc.

Les troubles de la motilité augmentent et l'affaiblissement fait de grands progrès; gâtisme.

La malade meurt le 30 décembre 1883, après plusieurs attaques épileptiformes.

Autopsie. — Le crâne est d'une épaisseur moyenne; le cuir chevelu est légèrement injecté. Les méninges sont épaisses, œdématiées; la pie-mère a perdu sa transparence, elle est sillonnée de vaisseaux turgescents et parsemée de tâches opalines formant le long des vaisseaux des traînées blanchâtres d'une certaine épaisseur. On trouve des adhérences solides entre les méninges et la substance corticale sur toute la surface cérébrale mais particulièrement au niveau des faces externe et interne des lobes frontaux, de la face externe des lobes sphénoïdaux et des lobes occipitaux.

A la face inférieure du cerveau on trouve quelques points très adhérents. Dans toutes ces parties la soudure est tellement intime qu'il est impossible d'enlever les membranes sans entraîner la substance grise et former de véritables érosions de la substance sous-jacente.

La substance corticale est considérablement ramollie d'une couleur rosée dans certains endroits et plus foncée encore dans d'autres points. Elle est très peu épaisse dans les circonvolutions.

La substance blanche est injectée, à la coupe on observe un piqueté très abondant, elle forme dans les circonvolutions une crête légèrement indurée.

Les méninges cérébelleuses sont transparentes, elles n'ont contracté aucune adhérence.

Le plancher du quatrième ventricule présente un nombre considérable de granulations épendymaires.

Les ventricules latéraux sont légèrement dilatés et contiennent une certaine quantité de sérosité. Leur surface est parsemée de granulations.

Les nerfs crâniens ne présentent rien d'anormal, comme coloration et comme dimensions.

Le tissu pulmonaire est rouge, la plèvre gauche présente quelques adhérences.

Le cœur est mou, pas de lésions valvulaires.

Le foie et la rate ne présentent rien de particulier.

Remarque. — Dans cette observation intéressante
à plus d'un titre, les premiers symptômes de la maladie
ont été caractérisés par une exaltation fonctionnelle
intense, une exagération progressive de l'activité physique et intellectuelle. Sous l'influence de ce nouvel état,
la malade a commis des excès de boissons et a montré
dans la suite un léger affaiblissement des facultés et de
la mémoire. Dix-huit mois après le début supposé de
l'affection, une violente émotion a provoqué l'apparition
subite d'un délire ambitieux caractéristique avec excitation. Elle se disait reine de l'Univers, possédait des
milliards et parlait de son futur mariage avec J.-C. En
même temps, elle s'occupait de son individualité physique, racontait qu'elle avait une tumeur dans le ventre,
qu'elle devait se faire opérer, et qu'on lui remplacerait
ses entrailles.

A cette époque les signes physiques de la paralysie
générale étaient peu marqués, mais ils se sont accentués depuis, et les conceptions délirantes ont affecté
toutes les formes et toutes les nuances imaginables, en
conservant toujours ce caractère bien tranché et bien
net d'être généralisées, diffuses, mobiles, incohérentes
et contradictoires : *Elle est la reine de l'immensité, elle
possède des millions de milliards et dix mille vaisseaux
en marbre blanc garnis d'or, elle fut créée avant J.-C. Ses
oncles étaient amiraux et capitaines de vaisseaux. Il n'y
a jamais eu de billets protestés dans sa famille.*

Cette malade a des hallucinations de tous les sens.
Elle entend des voix et s'entretient fréquemment avec

des personnages invisibles qu'elle dit voir et entendre.

Elle a aussi des visions : un jour, elle voit J.-C, elle tombe à genoux, son visage exprime l'étonnement et l'admiration, un autre jour elle voit tomber le soleil et est vivement effrayée.

L'odorat et le goût sont également le siège de fausses sensations.

Très souvent elle manifeste des idées de persécutions on veut l'empoisonner, l'Impératrice lui a fait donner douze coups de poignard, on l'électrise, une boîte à électricité placée sous la maison empêche les anges de l'approcher et de l'enlever au ciel.

Le délire hyponchondriaque est très accusé, caractéristique, il affecte des rapports variés avec le délire des grandeurs; tantôt il alterne, tantôt il est associé avec les idées ambitieuses.

« Elle est dévorée par les cancers et par les polypes, elle n'a plus que la peau et les os, elle n'a plus une goutte de sang, elle se meurt. On lui mettra des dents en diamant et des entrailles en or, elle a de l'huile parfumée dans le ventre. Elle est enceinte de 7 mois 1/2. Jésus-Christ va lui refaire une virginité. »

Pendant une période de 3 ou 4 mois, l'excitation est considérable : assez souvent elle se livre à des actes de violence et, chose remarquable chez une paralytique générale, ses actes paraissent réfléchis et prémédités.

Un jour elle dit : *« Je tuerai le médecin »* et le lendemain, en effet, elle cherche à le frapper. Une autre fois, elle voit en nous son plus grand ennemi, celui qui empêche les autorités de la conduire triomphalement à la rencontre de J.-C. et, après avoir proféré des menaces contre nous pendant plusieurs jours, elle emploie tous les moyens, même la ruse, pour mettre à exécution ses projets de vengeance ; elle nous attend dans une salle, dissimule un petit banc sous ses vêtements et nous le lance à la tête lorsque nous passons, sans que rien dans son visage, sauf son air farouche habituel ait pu faire supposer ses mauvaises intentions. Nous tenions à insister tout particulièrement sur ces faits, car on ne les rencontre pas souvent, croyons-nous, dans la paralysie générale, avec ce caractère d'organisation ou de prémiditation aussi accusée.

A cette agitation avec violence a succédé presque subitement un état d'hébétude et d'égarement voisin de la stupeur. En ce moment, décembre 1883, elle n'a plus ce délire ambitieux si riche et si varié des premières périodes, elle est au contraire abattue, anxieuse et fait des difficultés pour manger. « *Elle redoute de grands malheurs, tout le monde est mort, elle est bien malade. Son corps est décomposé, elle est morte.* »

Du côté de la motilité il existe chez notre malade des lésions multiples, affaiblissement musculaire, trouble de la parole et de la vision etc.

Dans cette observation, nous trouvons un délire hypochondriaque qui a fait son apparition avec le délire ambitieux au début de la maladie. A cette époque, il était probablement le résultat d'interprétations fausses sur des sensations auxquelles pouvaient donner lieu une affection de l'utérus. Dans la suite, les idées hypochondriaques se sont montrées associées ou combinées avec les idées de grandeur ; et, depuis quelques jours, la malade traverse une période mélancolique, dans laquelle les conceptions hypochondriaques existent, pour ainsi dire, exclusivement.

OBSERVATION XXIX

SOMMAIRE : *Paralysie générale. — Alternatives d'excitation et de dépression. — Idées de satisfaction et délire hypochondriaque. — Affaiblissement profond de l'intelligence. — Diminution considérable de la mémoire. — Embarras de la parole ; tremblement caractéristique des lèvres et de la langue. — Affaiblissement musculaire très prononcé. — Pupilles dilatées : la gauche davantage. — Sensibilité émoussée.*

J..., Louise, domestique, 36 ans, est entrée à l'asile Ste-Anne, le 28 déc. 1881, avec le certificat médical suivant : « *Paralysie générale, début supposé il y a trois mois, période hypochondriaque, elle n'a pas de langue, pas de dents, elle est près de mourir, embarras de la parole, tremblement, abus alcoolique, et abus de tabac à fumer depuis le début.* »

Nous n'avons aucun renseignement sur les antécédents de cette malade.

Tantôt elle est expansive, heureuse, satisfaite et souriante, tantôt on la trouve dans la dépression avec des idées hypochondriaques très accentuées.

Tantôt elle est « *belle femme, elle est forte, solide, propre.* » Tantôt elle gémit, elle pleure, se lamente « *ses yeux sont fermés* « *pour toujours, elle ne peut plus manger, ni aller à la selle ;* « *c'est fini, elle va mourir.* » Parfois on la trouve tourmentée « d'une façon excessive. « *Elle crache ses poumons, elle est*

« morte. *Tout le monde est empoisonné ici, tout le monde crève la*
« *faim, c'est une boîte ici. Tout le monde est pourri ; elle est un*
« *cadavre, elle n'a plus de poumons, plus d'estomac, plus de*
« *force, elle ne tient plus debout, elle ne peut pas parler. Elle n'a*
« *plus de sang, plus de cervelle, plus de crâne, plus de langue.*
« *Sa gorge est fermée, ses intestins sont bouchés ; elle n'est plus*
« *qu'un squelette, elle n'a plus que les os et la peau, elle est pour-*
« *rie.* Souvent elle s'irrite, déchire ses vêtements, crie, gesti-
« cule. *On est en poussière ici, on a des chemises pourries, tout*
« *le monde est mort ; elle est sourde et muette.*

Parfois, elle est heureuse, contente, se trouve belle femme.
« *Elle est grasse, ses bras sont beaux et solides. On lui donne de*
« *bonnes choses à manger, on la soigne bien ici, elle a de beaux*
« *vêtements. Sa cervelle est bonne, elle est bien portante, son*
« *mollet est très gras, sa poitrine est bien remplie,* elle la montre
« avec satisfaction, c'est à moi tout cela, *dit-elle, sa robe est toute*
« *neuve, son mouchoir est propre. Elle possède un lit en noyer*
« *avec un sommier ; mais elle n'a pas le sou.* »

Elle a pris un bain et elle « *avait une petite salle réservée pour*
« *elle toute seule.* » On lui a donné une « *belle chemise à cou-*
« *lisse.* »

Les troubles somatiques sont ceux de la troisième période. L'embarras de la parole est très prononcé. Il y a du tremblement des
lèvres et de la langue. Affaiblissement musculaire, la marche est
difficile, chancelante.

Pupilles dilatées, la gauche plus que la droite. Sensibilité très
émoussée. Gâtisme depuis peu de temps. Cette malade mange
énormément, avec gloutonnerie. Plusieurs fois par jour, on la
trouve tantôt avec des idées de satisfaction, tantôt avec des idées
hypochondriaques.

Parfois elle s'excite, se roule à terre, déchire ses robes et pousse
des cris aigus.

Affaiblissement excessif des facultés intellectuelles.

RemarQues : Dons cette observation le délire hypochondriaque est prédominant, et ses caractères sont bien exactement ceux indiqués par M. Baillarger dans la paralysie générale.

Rien n'est plus extravagant, plus absurde, plus contradictoire que les idées de cette malade. « *Elle crache* « *ses poumons, ses yeux sont fermés pour toujours, elle* « *est sourde et muette.* »

Plusieurs fois, dans la journée, les idées hypochondriaques alternent avec des idées incohérentes et niaises de satisfaction. Le matin on la trouve en proie à une violente douleur, versant d'abondantes larmes, se frappant la tête contre les murs, parce qu'elle « *n'a plus que* « *la peau sur les os, elle est pourrie et son corps n'est qu'un* « *squelette.* » Le soir, on la rencontre souriante, heureuse « *d'avoir pris un bain dans une petite salle, réservée* « *pour elle, toute seule; ou satisfaite d'avoir une belle che-* « *mise à coulisse.* »

Elle fait voir ses bras, sa poitrine, se dit belle femme, et prétend que sa santé est excellente. Chez cette malade qui s'avance à grands pas vers la dernière période de la maladie, les conceptions hypochondriaques sont absurdes, ridicules, incohérentes. Elles feront bientôt à elles seules, tous les frais du délire qui a conservé une activité très grande.

Les désordres de la motilité progressent rapidement.

Observation XXX

Sommaire : *Paralysie générale. — Quelques excès de boissons. — Délire hypochondriaque. — Quelque idées de satisfaction. — Dépression habituelle. — Affaiblissement des facultés intellectuelles et de la mémoire. — Embarras de la parole. — Tremblement de la langue, des lèvres et des membres. — Affaiblissement musculaire. — Pupilles contractées surtout la gauche.*

W...., femme P..., 44 ans, appartient à une famille chez laquelle il n'existe pas d'antécédents héréditaires, au point de vue vésanique.

Réglée toujours régulièrement, elle a eu, il y a 16 ans un enfant qui est mort quelques mois après sa naissance.

Depuis un an environ, un changement notable s'est opéré dans son caractère; de laborieuse et économe qu'elle était, elle est devenue paresseuse et négligente. ne s'occupait plus de son ménage et faisait des dépenses inutiles. Sa mémoire a considérablement diminué, et, depuis quelques mois, elle a montré un goût tout particulier pour les liqueurs fortes, elle a bu avec excès de l'eau-de-vie et de l'absinthe. Abus du tabac à priser.

Le 10 juillet 1883, elle entre à l'asile Ste-Anne et est l'objet du certificat immédiat suivant : *Paralysie générale avec apathie, indifférence et conscience très incomplète de ses actes. Hésitation de la parole et resserrement des pupilles.* Son attitude est très triste, elle pleure souvent, ne parle que quand on l'interroge et reste toute la journée assise dans un coin, le regard dirigé en bas, dans une indifférence complète.

On remarque chez elle, quelques légères idées de satisfaction. « *Son mari possède une maison avec un beau mobilier. Le tout a*

« *une valeur de 5 à 6000 fr. Il gagne bien sa vie, et ils ne sont*
« *pas malheureux.* »

En racontant tout cela, son visage exprime un certain conten-
tement.

Elle se plaint toujours de sa santé : « *Ses nerfs sont malades,*
« *elle a besoin d'être soignée, et ce qui la tourmente beaucoup,*
« *c'est qu'elle a toujours la bouche pleine d'eau. Sa langue est*
« *percée d'un très grand nombre de trous, par lesquels l'eau*
« *s'écoule.* »

Elle nous supplie de lui donner un remède pour « *guérir sa*
« *bouche, elle n'a plus de forces, elle a mal partout, elle est très*
« *malade.* »

Parfois elle nous dit : *qu'elle est fondue, qu'elle est morte.*

L'hésitation et l'embarras de la parole sont caractéristiques. Il
y a du frémissement des lèvres, ainsi que des muscles de la face
et de la langue.

Les pupilles sont très contractées, surtout la gauche. Il existe
un affaiblissement musculaire très prononcé, et un tremblement
considérable dans tout le corps. Les mouvements exigeant une
certaine précision sont impossibles.

La marche est difficile et hésitante.

La sensibilité générale paraît normale.

Les fonctions digestives s'accomplissent régulièrement, la malade mange avec avidité.

Dans son attitude point de variété. Son faciès exprime l'inquiétude, la tristesse, elle est tourmentée de sa santé.

L'intelligence est très affaiblie, elle est obtuse. Il n'y a jamais
d'excitation et nous n'avons pas noté d'attaques congestives.

Dans cette observation, avec quelques idées incohérentes de satisfaction, on trouve des idées hypochondriaques peu variées, il est vrai, mais qui constituent le
seul délire existant chez cette malade.

Elle se figure avoir la bouche pleine d'eau, pense que sa langue est percée de plusieurs trous par lesquels s'écoule ce liquide. Tous les jours, à la visite, elle nous supplie de lui donner un remède pour guérir « *sa maladie.* »

Elle ne s'excite jamais, conserve toujours la même position. Son visage a toujours la même expression. Toute son attitude, en un mot, rappelle celle des malades atteintes d'œdème cérébral.

Les troubles physiques sont très marqués.

OSERVATION XXXI

SOMMAIRE : *Paralysie générale. — Affaiblissement des faculté intellectuelles et de la mémoire. — Idées de satisfaction. — Idées hypochondriaques. — Embarras de la parole. — Pupilles inégales : la droite plus large. — En dernier lieu : Stupeur.*

P..., Adélaïde, veuve B., 43 ans, couturière, entre à l'Asile Ste-Anne, le 3 janvier 1882, et est l'objet du certificat immédiat suivant : « *est atteinte de paralysie générale, affaiblissement des facultés intellectuelles et de la mémoire, Idées incohérentes de satisfaction et hypochondriaques, hésitation de la parole, pupilles inégales.*

Nous n'avons aucun renseignement sur ses antécédents. A son arrivée, elle est turbulente, elle quitte ses vêtements, elle est malpropre, et cet état d'excitation ne se modifie que quelques mois plus tard. En février, elle est surtout anxieuse, tourmentée. Elle manifeste des idées hypochondriaques ; « *elle est malade, ses*

« *organes sont bouchés, elle ne peut plus manger*, et, en effet, elle refuse ses aliments ce qui nécessite l'emploi de la sonde œsophagienne pendant une quinzaine de jours.

On remarque une escharre au sacrum, qui s'est terminée par la guérison après quelques semaines.

En avril, elle est plus calme, mange bien, et commence à travailler un peu.

En septembre, il y a grande amélioration, l'embarras de la parole est moins marqué et elle mange plus régulièrement. Elle est plus calme, travaille, les facultés sont affaiblies, mais, elle ne manifeste plus aucun délire bien caractérisé; elle est seulement satisfaite. Son état est tout-à-fait celui auquel M. Foville a donné le nom d'optimisme généralisé.

Au mois de mai de l'année suivante (1883) elle tend à s'exciter un peu.

L'hésitation de la parole est plus prononcée.

Au mois d'octobre, elle devient triste, inquiète, pleure souvent, ne veut plus s'occuper et se croit malade. Elle reste tout le jour dans un coin sans bouger, sans parler. Elle se met les doigts dans la bouche pour se faire vomir. Elle dit avoir « *quelque chose dans l'estomac.* »

Depuis elle a toujours la même attitude anxieuse, elle garde un mutisme presque absolu, et c'est avec beaucoup de difficultés qu'on obtient quelques paroles qui laissent deviner le délire hypochondriaque : « *elle a mal partout, elle a peur de mourir.* » Son état ressemble beaucoup à de la stupeur mélancolique. Parfois elle pousse des cris aigus, de véritables hurlements, on est obligé d'insister pour la faire manger. Elle déchire ses vêtements, devient gâteuse.

L'embarras de la parole est bien marqué, il existe du tremblement fibrillaire des muscles de la langue et des lèvres, les pupilles sont dilatées, surtout la droite.

On remarque un défaut de coordination dans les mouvements volontaires.

La dépression est profonde.

Remarques : La malade à laquelle se rapporte cette observation a, pendant assez longtemps, présenté des idées incohérentes de satisfaction et quelques rares idées hypochondriaques, sans manifester de délire spécial bien net. Lorsque tout à coup, elle a cessé de s'occuper et est tombée dans une profonde tristesse, accusant la maladie d'être la cause de ce changement subit, survenu dans son attitude. Toute la journée elle se mettait les doigts dans la bouche pour se faire vomir, et se plaignait d'être malade.

Enfin la dépression a fait de notables progrès et son état a pris tous les caractères de la stupeur : mutisme, refus d'aliments, etc. En lui adressant un grand nombre de fois les mêmes questions, on arrive parfois à obtenir des réponses ou des fragments de réponses dans lesquelles, on devine le délire hypochondriaque, « *elle est malade, elle est perdue, elle a mal partout, elle a ne guérira jamais, etc.* »

Cette observation a la plus grande analogie avec celles recueillies par M. Baillarger, et qui lui font dire : « *Qu'on recherche le délire hypochondriaque chez ces paralytiques plongés dans la mélancolie avec stupeur, et qui refusent de prendre des aliments, et l'on trouvera le plus souvent des conceptions délirantes hypochondriaques qui, dans l'état de semi-mutisme où sont les malades, passent généralement inaperçues* (1).

(1) Baillarger. Des symptômes de la paralysie générale, et des rapports de cette maladie avec la folie.
Appendice au traité des maladies mentales de Greeninger, 1865.

Observation XXII

Sommaire : *Paralysie générale. — Il y a 2 ans : chute grave sur la tête. — Affaiblissement intellectuel. — Idées ambitieuses et hypochondriaques. — Embarras de la parole, pupilles inégales, etc.*

B..., Clotilde, femme B..., ménagère, 32 ans, appartient à une famille dans laquelle il n'existe pas d'aliéné. Sa santé a toujours été bonne jusqu'en 1881. A cette époque, elle a fait une chute grave sur le crâne, a perdu connaissance, et, un écoulement sanguin par le conduit auditif externe, du côté gauche a persisté pendant quelques jours. Pendant longtemps après cet accident, elle souffre de maux de tête et de bourdonnements d'oreille.

Au mois de mars 1883, son caractère a changé visiblement, elle est devenue irascible et a manifesté des idées de richesses ; croyant gagner de grosses sommes tous les jours, elle se rendait dans les magasins, achetait à tort et à travers des objets de toilette pour des sommes relativement fortes. N'ayant pas de quoi payer, elle a été arrêtée dans un de ces magasins. Elle s'est excitée parce que son mari a voulu modérer un peu son activité extraordinaire et elle a menacé de tout briser chez elle.

Elle entre à l'Asile Ste-Anne, le 5 avril 1883, et est l'objet du certificat suivant : *est atteinte de paralysie générale. Affaiblissement des facultés intellectuelles de la mémoire.— Idées ambitieuses et de richesses, accès d'agitation maniaque, nulle conscience de ses actes, hésitation de la parole, pupilles inégales.*

A son entrée, elle est en proie à une violente agitation, elle est sans cesse en mouvement et manifeste des idées incohérentes de satisfaction et de richesses « *son mari gagne beaucoup d'argent « il possède des maisons, elle a de belles toilettes, etc.* »

Quelques jours après, elle devient plus calme, mais elle est triste, hébétée, et présente des idées hypochondriaques « elle est « malade, elle a mal partout, elle est enceinte, elle va accoucher « de plusieurs enfants, elle a une tumeur dans le ventre, etc.

Ses facultés intellectuelles et la mémoire sont très affaiblies, elle ne peut dire le jour, le mois, l'année, et elle ne sait pas où elle est.

L'embarras de la parole est caractéristique ; il existe du tremblement de la langue et des lèvres ; les pupilles sont inégales, les mouvements sont mal coordonnés, la faiblesse musculaire est notable.

Elle quitte l'asile le 12 août 1883, pour aller dans un autre établissement.

REMARQUES : Dans cette observation nous trouvons un délire caractérisé par des idées ambitieuses et de richesses, et par quelques idées hypochondriaques ; elle se plaint d'être malade ; elle pleure. Tantôt elle a mal dans un organe, tantôt dans un autre, elle se figure être enceinte. Elle dit aussi qu'elle a une tumeur dans le ventre.

OBSERVATION XXXIII

SOMMAIRE : *Paralysie générale. — Affaiblissement intellectuel. Idées de satisfaction. — Idées hypochondriaques, embarras de la parole, pupille droite plus large. — Affaiblissement musculaire. — Attaques épileptiformes. — Mort.*

S..., Marguerite, femme A..., couturière, 50 ans, entre à l'Asile Ste-Anne, le 31 janvier 1883, et est l'objet du certificat suivant : *est atteinte de paralysie générale. — Affaiblissement des facultés intellectuelles et de la mémoire. Idées de satisfaction et hypochondriaques, hésitation de la parole.*

Ce qui nous frappe d'abord à son arrivée, c'est la démence profonde dans laquelle elle est plongée. Elle est heureuse, souriante, son visage porte l'expression d'une satisfaction niaise, elle raconte des histoires qui n'ont aucune signification et qui ont souvent pour objet son individualité physique « *elle est malade, son estomac est dans un bien mauvais état, elle a besoin de grands soins.* »

Très souvent elle pleure, elle se plaint d'avoir mal dans tous les organes. Son langage est parfaitement incohérent.

L'embarras de la parole est très prononcé, les muscles de la face, de la langue, et des lèvres sont le siège de contractions convulsives, les pupilles sont inégales, la droite est plus large que celle de gauche. Elle est très faible. Gâtisme.

Dans la suite, l'affaiblissement musculaire augmente, et se généralise rapidement, elle a plusieurs attaques épileptiformes et meurt le 23 juillet 1883.

L'autopsie n'a pu être faite.

REMARQUES : Cette malade avait été traitée dans une autre maison avant son arrivée dans le service. Quand nous l'avons connue, la démence était déjà très avancée. Elle était satisfaite quelquefois, mais le plus souvent on trouvait chez elle de la dépression, avec des idées hypochondriaques.

Elle est morte à la suite d'attaques épileptiformes.

OBSERVATION XXIV

SOMMAIRE : *Paralysie générale. — Idées de satisfaction et de richesses; désordres de la motilité. — Nouvelles idées ambitieuses. — Idées hypochondriaques. — Démence, embarras de la parole. — Inégalité pupillaire; attaques épileptiformes. — Mort.*

A.... Anne, femme B., sans profession, 42 ans, entre une première fois à l'Asile St-Anne, le 11 juin 1880, avec le certificat médical suivant : « *est atteinte de paralysie générale avec idées incohérentes de satisfaction; hésitation de la parole, etc.* Au mois de mars de l'année suivante, son état s'étant amélioré elle quitte l'asile avec un certificat de sortie ainsi conçu : *paralysie générale; cette malade est calme, travaille, est en rémission, et peut être rendue à son mari, etc.*

Depuis un certain nombre d'années, elle se plaignait souvent de la tête, son caractère était sombre, quelquefois irritable; elle n'a jamais fait aucun excès. Avant d'entrer pour la première fois, elle manifestait des idées de richesses et de grandeur, elle donnait tout ce qu'elle avait ; étant riche, elle voulait faire du bien aux malheureux. Un jour, elle quitta sa maison, s'égara dans la campagne et fut rencontrée et ramenée au bout de trois jours par un paysan. Elle n'avait plus de bottines, ses vêtements étaient déchirés, ses cheveux étaient en désordre, elle était obtuse.

Sortie légèrement améliorée, elle s'occupa un peu de son ménage, mais elle n'avait pas de mémoire, et s'embrouillait dans ce qu'elle faisait. Les idées ambitieuses reparurent ainsi que les hallucinations, elle voyait le cadavre de son mari de ses connaissances, etc. Un jour, après un étourdissement de quelques minutes de durée, elle perdit complètement la tête. Elle n'écoutait plus rien, se sauvait de la maison, se déshabillait, etc.

Enfin, elle entre pour la deuxième fois, le 15 décembre 1882, et est l'objet du certificat immédiat suivant : *est atteinte de paralysie générale avec idées ambitieuses incohérentes, hésitation de la parole, inégalité pupillaire.*

Sa mémoire est peu précise, elle est satisfaite et n'a aucune initiative, on doit la faire manger, la nettoyer ; quelquefois elle gâte. De temps à autre, elle s'excite, elle crie, se plaint qu'on lui fait du mal, raconte qu'elle va aller en Italie, prendre des bains de mer, pour se guérir.

La parole est hésitante, les pupilles sont dilatées, surtout la droite.

Elle présente tantôt des idées ambitieuses et tantôt des idées hypochondriaques « *elle est riche, elle a de belles robes de soie,* « *une armoire à glace ; elle a hérité de la succession de plusieurs* « *nourrices, elle a gagné le gros lot, le Président de la Républi-* « *que lui a donné cent mille francs, elle a une caisse d'argent* « *ou bien elle est morte, elle est malade, elle est enterrée avec* « *son mari, elle est perdue ; elle ne peut plus manger, elle n'a* « *plus de corps, elle n'a plus d'estomac, plus d'intestins, c'est fini* « etc., etc. »

A... a des hallucinations de la vue et de l'ouïe, elle voit passer le convoi funèbre de son mari, elle veut être enterrée avec lui ; *je veux être dans la même bière,* dit-elle en pleurant, et pour cela elle monte sur une chaise afin d'atteindre le corbillard qu'elle nous désigne.

Très souvent elle engage des conversations très animées avec des personnages invisibles, etc.

En mai 1883, on s'aperçoit qu'elle traîne un peu la jambe gauche et que son corps s'incline du même côté.

En juin elle a plusieurs attaques congestives qui amènent la mort.

Autopsie :

Crâne, assez épais ;

Cuir chevelu injecté ;

Pie-mère épaissie, rougeâtre, a perdu sa transparence, sillonnée de gros vaisseaux.

On remarque des traînées blanchâtres, le long des principaux troncs vasculaires. Adhérences complètes de la pie-mère à la couche corticale, non-seulement au niveau des lobes antérieurs, où elles sont plus marquées, mais encore au niveau des lobes postérieurs et à la base du cerveau. En enlevant les membranes, on détruit la substance corticale et la substance blanche est mise à nue.

Substance cérébrale, consistance diminuée, se réduit facilement en pulpe molle par la pression du doigt.

Substance grise, atrophiée, mince, amaigrie, d'une coloration légèrement rosée.

Substance blanche fortement injectée, piqueté, abondant, granulations épendymaires.

Remarques : La maladie a une durée de quatre années environ, et présente une rémission très courte. Quelques mois après le début, on remarque un délire ambitieux très varié, dans la période d'état, et des idées hypochondriaques de toutes sortes.

Dans la dernière période : « *elle ne peut plus manger,* « *elle est enterrée avec son mari, elle est morte, etc.* »

A l'autopsie nous trouvons les lésions habituelles de la paralysie générale.

CHAPITRE V

Délire hypochondriaque dans un cas de Paralysie générale par Propagation

OBSERVATION XXXV

SOMMAIRE : *Accès de manie en 1867. Guérison. En 1877, apparition de troubles de la motilité et de la sensibilité dans les jambes. — Propagation de ces mêmes troubles au thorax et aux membres supérieurs. — Un peu plus tard, embarras de la parole, inégalité pupillaire. — Affaiblissement de la mémoire et des facultés intellectuelles; délire hypochondriaque.*

P...., Marie, femme G..., couturière, 41 ans, entre le 17 novembre 1881 à l'asile Ste-Anne, avec un certificat constatant qu'elle est *atteinte de légère excitation, avec idées mélancoliques et de suicide, ataxie.*

Les renseignements sur les antécédents héréditaires nous manquent. Mais nous savons qu'en 1867, elle a déjà été séquestrée pour un accès de manie.

Après un an de traitement elle était sortie guérie.

Réglée à 10 ans, elle a eu deux fausses couches et neuf enfants; cinq sont morts au bout de quelques semaines, et plusieurs ont eu des convulsions.

Quatre enfants sont vivants, mais une fille est atteinte d'épilepsie avec débilité mentale. Elle a été internée pour des accès d'agitation maniaque. Une autre fille est choréique, les deux autres enfants se portent bien.

Cette malade a beaucoup souffert au moral comme au physique. En 1878, elle a commencé à se plaindre de douleurs violentes, d'engourdissements et de fourmillements dans les membres inférieurs.

La marche est devenue peu à peu lente et saccadée, les mouvements exigeant une certaine précision étaient difficiles. Elle fut obligée de rester au lit, s'excita, devint violente, et manifesta des idées de suicide.

Lorsqu'elle entre à l'asile en 1881, les symptômes de l'ataxie locomotrice sont évidents. En outre, elle est excitée, turbulente, ses idées sont tristes, elle crie, pleure, se tourmente, réclame des injections de morphine.

Dans la su te, les troubles de l'appareil locomoteur progressent, l'incoordination envahit les mouvements des membres supérieurs, où les troubles de la sensibilité montrent une intensité croissante.

Plus tard, les mouvements de la langue sont eux-mêmes gênés, l'articulation de certains mots est défectueuse; la parole devient hésitante et embarrassée.

Du côté intellectuel, on remarque des idées mélancoliques et de persécution « *on lui veut du mal ; son mari veut l'empoison-* « *ner ainsi que ses enfants.* » De temps à autre, lorsqu'elle souffre elle s'irrite, crie le jour et la nuit, et manifeste l'intention de se détruire, elle se frappe la tête et fait des tentatives de suicide par strangulation. La mémoire diminue et les facultés sont le siège d'un affaiblissement qui s'accentue de plus en plus.

Actuellement décembre 1883, les symptômes physiques sont les suivants :

Douleurs fulgurantes, tantôt dans une jambe, tantôt dans une autre. Ces douleurs reviennent très souvent et se localisent quelquefois dans le genou et dans les orteils. Elle éprouve aussi des douleurs en ceinture avec sentiment de constriction à la base du thorax, et oppression lui faisant croire à « *une éponge qui se gonflerait dans son estomac.* »

La marche et la station debout sont devenues complètement impossible, elle reste couchée, et si on la prie de soulever une jambe pour atteindre un but qu'on lui désigne, elle le fait par saccade, son pied va trop loin, et ce n'est qu'avec de grands efforts qu'elle arrive, enfin, au but indiqué.

Si on la prie de prendre son nez avec ses doigts, on observe la même hésitation dans les mouvements des bras.

Elle éprouve de l'engourdissement, des fourmillements dans les membres et ne perçoit que très imparfaitement les objets qu'elle touche, c'est comme si elle avait « *les mains gantées* » dit-elle, il lui arrive souvent de chercher ses pieds dans son lit. Parfois, il y a incontinence d'urine et des matières fécales.

Elle ne perçoit pas l'odeur du vinaigre, celle du poivre, elle ne reconnaît pas le goût du sel.

La vue est très affaiblie, elle voit tous les objets dans un brouillard épais ; l'ophtalmoscope révèle une pâleur nacrée de la papille.

Tout ce qu'elle mange a *une odeur* et un *goût désagréables*.

La parole est très embarrassée, hésitante ; certaines syllabes et certains mots ne peuvent être prononcés. Il existe du tremblement fibrillaire de la langue et des lèvres.

Les muscles de la face sont parfois le siège de contractions convulsives.

Les pupilles sont contractées, celle de gauche est un peu plus large que celle de droite.

Depuis longtemps, elle manifeste des idées hypochondriaques : « *elle a une éponge dans l'estomac, ses intestins sont rétrécis, elle a du feu dans le ventre. Son corps est plein d'eau.*

Elle se plaint de toutes sortes de maladies, et souvent, elle se

met les doigts dans la bouche pour provoquer des vômissements,
« *qui seuls peuvent la guérir.* »

Ses réponses sont insigniflantes, ses actes enfantins, elle se
trompe de sept à huit ans en indiquant son âge. Elle ignore la
date actuelle et l'année ; elle se figure être en janvier.

On observe fréquemment chez elle des idées de satisfaction :
« *elle est belle femme, elle a une magnifique chevelure, elle deviendra riche etc...,* »

La mémoire est très diminuée, et les facultés en voie d'affaiblissement rapide.

REMARQUES : Dans cette observation, nous voyons
une propagation successive des accidents, de bas en
haut, des membres inférieurs vers les parties supérieu-
res du corps. En effet, les premiers troubles de la loco-
motion et de la sensibilité se sont montrés dans les
jambes. Il y a eu sentiment de faiblesse et de lassitude,
puis difficulté dans la marche : fourmillements à la
plante des pieds et douleurs fulgurantes dans les membres inférieurs.

Ensuite, ces mêmes troubles se sont manifestés dans
les bras et dans les mains qui sont devenus inhabiles,
et ils ont forcé la malade à garder le lit. Plus tard on a
vu apparaître les douleurs en ceinture avec oppression
et sentiment de constriction à la base du thorax, incontinence d'urine et des matières fécales. Enfin, la parole
est devenue embarrassée, par suite de l'incoordination
dans les mouvements de la langue, qui est animée de
tremblements fibrillaires, de même que les muscles des
lèvres et de la face. En outre, la vue est très affaiblie,
et les pupilles sont inégales.

Avec le développement de ces symptômes physiques, nous avons observé un affaiblissement progressif des facultés intellectuelles et de la mémoire, nous avons assisté à une déchéance rapide, ainsi qu'aux diverses manifestations d'un délire hypochondriaque assez accentué.

Ce fait nous montre donc, une affection primitivement médullaire, suivant une marche ascendante, pour s'étendre jusqu'au cerveau et déterminer dans cet organe des lésions qui ont donné naissance aux symptômes de la paralysie générale.

Il y a déjà un certain nombre d'années, M. Baillarger, a insisté tout particulièrement sur les relations intimes qui existent au point de vue clinique, entre les symptômes de la paralysie générale et ceux de l'ataxie locomotrice.

Un peu plus tard, MM. Magnan, en France, et Westphal, en Allemagne ont montré les mêmes liens au point de vue anatomo-pathologique.

M. Foville a réuni un certain nombre d'observations, dans lesquelles la paralysie générale a été consécutive à l'ataxie locomotrice.

Pour ces auteurs les différents symptômes rencontrés dans la paralysie générale et dans l'ataxie locomotrice ont pour point de départ la même lésion qui peut se propager du cerveau à la moëlle, ou de la moëlle au cerveau, ainsi que nous avons eu lieu de le remarquer chez notre malade (1).

(1) P..., est morte depuis la rédaction de ce mémoire. A l'autopsie nous avons trouvé, dans le cerveau, les lésions de la paralysie générale et les cordons postérieurs de la moëlle étaient atteints de dégénérescence.

CHAPITRE VI

Délire hypochondriaque dans un Cas de Démence

OBSERVATION XXXVI

SOMMAIRE : *Démence consécutive à un état néoropathique intense, hystérie dans la jeunesse, plusieurs séquestrations pour délire mélancolique et hypochondriaque. — Un fils mort paralytique général. — Mélancolie. — Idées hypochondriaques. — Illusions du goût. — Illusions génitales. — Troubles de la sensibilité générale. — Quelques idées vagues de persécution. — Affaiblissement des facultés intellectuelles.*

B..., Catherine, veuve E..., S.-P.. âgée de 71 ans, a déjà été traitée plusieurs fois, dans différents établissements, pour des accès de délire mélancolique avec hypochondrie; elle a toujours été très nerveuse, et a eu pendant très longtemps des crises d'hystérie.

Elle a eu 3 enfants :

L'un est mort de paralysie générale.

Les deux autres sont morts de phthisie pulmonaire.

Depuis longtemps déjà elle se lamente sur sa santé ; elle se figure qu'un cancer lui dévore les intestins, et demande des consultations à tous les médecins qu'elle peut rencontrer; comme on ne lui trouve aucune affection, elle s'irrite, et passe ses jours et ses nuits à pleurer sur sa maladie imaginaire.

Elle entre à l'Asile Ste-Anne, le 30 janvier 1882. Quelques temps après, elle est l'objet d'un certificat constatant qu'elle est atteinte : *« d'affaiblissement des facultés intellectuelles et de la mémoire, délire mélancolique et hypochondriaque. Crainte de tout genre. Troubles de la sensibilité générale.*

Elle est tourmentée, anxieuse, elle se plaint de toutes sortes de maladies. *« Son système nerveux est altéré ; un mal lui tombe « dans les entrailles, elle a mal partout. Elle souffre de tous les « organes. »* Ce sont des plaintes incessantes. Sa santé est l'objet unique de toutes ses préoccupations : *« Elle a des douleurs dans « les articulations, elle éprouve dans le gros os du bas des reins, « une souffrance atroce, c'est comme si quelque chose lui rongeait « la moëlle épinière; quand elle veut s'asseoir, la matrice se dé- « place. »*

« Elle nous reproche de ne pas visiter son urine. »

« La poitrine, le larynx lui font mal. La charpente est bien « mauvaise chez elle, elle est profondément atteinte. »

« Du côté des grandes lèvres, elle souffre d'un agacement ner- « veux, insupportable ; pour se coucher elle est obligée de se « mettre sur le côté. Elle se demande ce qu'elle peut avoir dans « le bas ventre ; c'est peut-être un cancer de la matrice. Sensible- *« rie, verbiage, longueurs dans ses explications, histoires inter- « minables. Elle aimerait mieux mourir, elle a du dégoût de la « vie, etc. »*

Elle a à se plaindre de tout le monde. *« on l'injurie, elle a peur, « bien peur. On va la faire mourir sous les coups. »*

REMARQUES : La malade qui fait l'objet de l'observation XXXVII, est une nerveuse qui a eu des crises hystériques pendant une grande partie de sa vie.

Depuis un certain nombre d'années, la mémoire a diminué, et l'intelligence s'est affaiblie d'une façon notable.

Elle est devenue hypochondriaque et mélancolique, et cet état a nécessité plusieurs séquestrations.

Actuellement elle se plaint toujours de sa mauvaise santé, et supplie le médecin de lui donner des médicaments pour la guérir. « *Quelque chose lui ronge la moëlle* « *épinière, sa matrice se déplace, elle a peut-être la pierre,* « *sa charpente est mauvaise, etc.* »

Nous sommes en présence d'une démence survenue à la suite d'un état névropathique et sous l'influence de l'âge, et nous assistons aux diverses manifestations hypochondriaques qui, chez cette malade, constituent le seul délire actif.

CHAPITRE VII

Délire hypochondriaque dans un cas de Lésion cérébrale localisée

SOMMAIRE : *Hémiplégie. — Affaiblissement musculaire. — Difficultés dans l'articulation des mots. — Troubles de la sensibilité générale. — Délire hypochondriaque simple. — Quelques excès de boissons.*

H..., Joséphine, couturière, 38 ans, appartient à une famille dans laquelle il n'a jamais existé d'aliéné.

Son père est mort atteint d'hydropisie à 58 ans; et sa mère est morte d'une fluxion de poitrine à 60 ans.

Elle a cinq sœurs dont la santé a toujours été excellente. Menstruée à 14 ans, ses règles sont régulières jusqu'en 1881, époque à laquelle, à la suite de grandes contrariétés, elles cessent complètement pour ne reparaître que 18 mois plus tard.

Elle raconte qu'au mois de juillet 1882, elle fut témoin d'une violente attaque de nerfs chez une voisine.

Elle en ressentit une vive frayeur et devint tout à coup paralysée de la langue et des jambes avec tremblement considérable dans les bras.

Les règles ont fait leur réapparition quelques jours après cet accident, et depuis elle les a régulièrement.

Peu à peu, les forces reviennent dans les jambes, elle tremble beaucoup moins, la parole devient un peu plus facile, tout en restant embarrassée d'une façon notable.

Au mois d'avril 1883, elle entre à l'asile Ste-Anne avec un certificat médical constatant qu'elle est atteinte de : *paralysie générale progressive.*

Elle marche difficilement, se sent très faible, surtout du côté droit. Point d'idées de grandeur ni de satisfaction. — Aucune idée de persécution. — Elle paraît se rendre un compte assez exact de sa situation. Pas d'inégalité pupillaire, pas d'anesthésie de la peau. — Sa santé seule, la préoccupe vivement. Elle se plaint, « *d'un point de côté à gauche, d'un point de côté à droite;* « *demande de l'alcool camphré et des vésicatoires. La maladie est* « *grave, tout ce qu'elle ressent dans les différentes parties du* « *corps lui occasionne de grandes inquiétudes.*

On remarque de l'hésitation et une certaine difficulté dans l'articulation des mots ; mais ce n'est pas le bredouillement caractéristique de la paralysie générale. L'hésitation est continue, elle n'est pas plus marquée à un moment qu'à un autre.

Il n'y a pas de tressaillement des lèvres précédant l'articulation des mots. La langue est un peu tremblottante.

La mémoire est conservée. On ne remarque pas d'hallucinations. Elle mange assez bien, dort convenablement la nuit ; mais elle rêve quelquefois : « *Elle voit des chevaux de feu, ou bien elle se* « *trouve sur une grande route, dont elle ne peut atteindre le bout.*

Elle a fait probablement quelques excès alcooliques, car elle avoue qu'elle est gourmande et qu'elle prenait beaucoup de café et de thé avec du cognac et du rhum.

En outre : « *Elle est toujours malade, son corps est décomposé;* « *elle a constamment la diarrhée, hier, elle est allée 24 fois à la* « *garde-robe et 10 fois aujourd'hui. Elle a des douleurs dans le* « *dos, des points de côté, des battements de cœurs, des crampes,* « *elle tousse beaucoup, la fièvre ne la quitte jamais et ses boyaux* « *sont bouchés.*

Elle pleure très souvent parce qu'elle a peur de ne pas guérir : « on ne, la soigne pas on ne lui donne pas les médicaments dont « elle a besoin. »

Ses entretiens avec ses compagnes ne roulent que sur ses nombreuses maladies. Ses règles viennent régulièrement tous les mois. — Décembre 1883. Les troubles de la motilité sont restés stationnaires ; il y a de la faiblesse dans les jambes ; la marche est chancelante, les bras sont le siège d'un tremblement assez considérable.

La faiblesse musculaire est beaucoup plus marquée à droite, la parole est difficile et embarassée. Les muscles des lèvres et de la face ne sont le siège d'aucune contraction convulsive.

La sensibilité générale est conservée.

REMARQUES : Cette observation se rapporte à une malade, chez laquelle il n'existe aucun antécédent héréditaire. Une attaque congestive donne lieu à un trouble considérable de la parole, paraplégie, et tremblement très marqué de tout le corps. Elle est dirigée sur l'établissement avec le diagnostic :

Paralysie générale progressive.

A son arrivée, elle marche difficilement et tremble beaucoup. Elle se sent faible sur ses jambes, et cet affaiblissement est surtout très accentué à droite.

Elle articule mal les mots, c'est un bredouillement continuel qui nécessite une grande attention de la part de ceux qui l'écoutent.

Il n'y a aucun phénomène particulier du côté de l'organe de la vue. Toutes les fonctions physiologiques s'exécutent d'une façon normale.

Les facultés intellectuelles sont affaiblies, la mémoire

a diminué, et des idées hypochondriaques constituent les seules manifestations délirantes. Elles sont très pénibles et plongent la malade dans un état de sensiblerie absurde.

Elle pleure fréquemment, réclame des médicaments, des soins « *elle a mal partout, la fièvre ne la quitte jamais,* « *ses boyaux sont bouchés, etc., etc.* » Il est évident que chez cette malade, malgré son délire hypochondriaque presque caractéristique et les troubles accentués de la motilité, nous ne devons pas penser à une paralysie générale.

Une attaque congestive, dont l'action sans doute plus marquée, au niveau de l'hémisphère gauche, a donné lieu à des troubles de la parole avec affaiblissement musculaire dans les membres. La lésion est restée circonscrite à gauche, ce qui peut expliquer l'hémiplégie droite et l'embarras de la parole.

L'intelligence s'est affaiblie consécutivement, la mémoire a diminué, le caractère est devenu bizarre, les idées hypochondriaques se sont développées.

Telle est la manière dont nous nous expliquons les accidents que nous avons observés chez notre malade.

En outre, l'affaiblissement musculaire a plutôt diminué qu'augmenté, il est certainement moins marqué qu'au début. La parole est altérée, il est vrai, mais le bredouillement, l'empâtement qu'elle présente ne ressemblent pas au bégaiement, à l'hésitation qu'on remarque dans la paralysie générale. Les muscles de la face et des lèvres ne sont le siège d'aucune contraction convulsive.

Les pupilles sont égales.

En résumé, nous avons assisté, chez H..., à toutes les manifestations d'une lésion circonscrite, n'ayant jusqu'à présent, aucune tendance à se généraliser.

CHAPITRE VIII

Délire hypochondriaque dans un Cas difficile à classer

On rencontre quelquefois des malades, chez lesquels les symptômes intellectuels et somatiques, rappellent les symptômes observés dans le cours de la paralysie générale. Il existe entre eux, sinon une entière analogie, du moins un ou plusieurs points d'une ressemblance très grande. Souvent le diagnostic est difficile, incertain, et ce n'est qu'au bout d'un temps plus ou moins long qu'il est possible de se faire une opinion sur la véritable nature de la maladie.

Chez ces malades on peut trouver avec de l'excitation maniaque des idées ambitieuses, diffuses, contradictoires, et des troubles de la parole, plus ou moins accentués. Parfois cet état peut rester stationnaire pendant six mois, un an ou plus, pour se terminer par la guérison ou par une véritable démence paralytique.

M. Baillarger a donné le nom de *manie congestive*, à cet ensemble de symptômes caractérisés par un délire expansif incohérent avec état congestif; et peu où point de troubles de la motilité.

Mais en outre de ces cas, où tout l'appareil symptômatique n'a qu'une durée assez limitée ; qu'il y ait guérison, ou apparition de la démence paralytique, il en est d'autres, où les symptômes dont nous avons parlé plus haut, persistent pendant un grand nombre d'années, en conservant toujours l'aspect, qu'ils avaient au début. Les troubles de la motilité n'augmentent pas, les symptômes intellectuels seuls, empruntent des caractères particuliers à la démence, qui s'est développée sous l'influence de l'âge et de l'athérome.

Observation XXXVIII

Sommaire. — *En 1863, à l'âge de 45 ans, hallucinations et idées de persécution.*
A l'âge de 51 ans : activité exagérée. — Dépenses inutiles. — Idées de grandeurs et ambitieuses. — Deux médecins la considèrent comme paralytique générale.
A 65 ans, démence. — Idées incohérentes de grandeurs et de richesses. — Idées hypochondriaques. — Hallucinations, parole défectueuse. — Pupilles égales.

R... Élisa, âgée de 65 ans, appartient à une famille dans laquelle, il n'existe aucun antécédent héréditaire au point de vue mental.

Son père est mort à 79 ans, et sa mère à 85 ans. Elle n'a été atteinte d'aucune maladie grave dans sa vie. — Elle était seulement un peu nerveuse. Son caractère était gai et enjoué.

Elle a deux fils : âgés actuellement de 25 et de 30 ans, et dont la santé à toujours été excellente.

En 1863, après la mort de son père dont elle a été profondément affectée, son caractère a changé presque subitement.

Tantôt elle était triste, concentrée en elle-même. Tantôt elle était expansive. Mais les idées tristes furent prédominantes penpendant un certain nombre d'années. Elle se croyait abandonnée, seule au monde, on lui faisait des ennuis, on la persécutôit.

En 1869, elle manifesta une activité exagérée, elle s'absentait fréquemment de son domicile, faisait des dépenses considérables, achetait des objets dont elle n'avait nul besoin : des bouquets, des robes de soie, des rubans, etc... Elle était devenue très-coquette et se mettait souvent en grande toilette, disant qu'elle attendait l'Empereur et l'Impératrice.

Parfois elle se plaignait de ses voisins, leur cherchait querelle, criait, gesticulait, etc.

Elle avait toujours été bien réglée jusqu'au début de l'affection mentale, qui a coïncidé avec la cessation complète des menstrues.

Le 21 août 1869, elle arrive à l'asile Sainte-Anne, avec le certificat médical suivant : *est atteinte d'affaiblissement intellectuel avec diminution de la mémoire. Idées de persécutions et hallucinations de l'ouïe. Tremblement des mains, de la langue et des lèvres, pupilles resserrées. Céphalalgie, engourdissement des membres. Cette malade, qui paraît être au début d'une paralysie générale, ne jouit pas de sa liberté morale.*

Quelque temps après, le 18 septembre, elle est l'objet de la part d'un autre médecin du certificat de situation suivant : *Atteinte d'affaiblissement des facultés mentales avec amnésie partielle. Hallucination de l'ouïe Tremblement de la langue, des lèvres et des mains. Resserrement des pupilles. Hésitation légère et passagère de la parole. Compliqué de quelques idées de persécution et vraisemblablement symptomatique d'une paralysie générale.* Après un an de traitement, elle sort pour être conduite dans un autre établissement d'aliénées, où elle reste pendant une douzaine d'années.

Elle entre pour la 2ᵉ fois à l'asile *le 9 mai 1883*. Le certificat immédiat qui la concerne est ainsi conçu : *est atteinte d'affaiblissement des facultés intellectuelles et de la mémoire, Idées de persécution et ambitieuses, incohérentes. Elle a fait construire l'hôpital Lariboisière. Elle a été dépossédée de sa fortune par des personnes ennemies. Incapable de se diriger et de pourvoir à ses besoins.*

Très hallucinée, elle parle seule; et souvent la nuit, trouble le repos de ses compagnes, par ses monologues continuels : « *Elle a été Dieu, a été crucifiée. Son père est l'empereur Napoléon, elle possède les Tuileries, le Luxembourg et le Palais de Cristal. On l'a nommée roi de France, roi de Prusse et reine d'Angleterre, Elle possède des millions. Toutes ses sœurs sont comtesses. Elle est Vierge et n'est pas faite comme les autres femmes ; ses règles s'échappaient avec les urines. Elle a été homme jusqu'à l'âge de 15 ans, elle était alors dans un régiment de lanciers; puis elle est devenu chef de cuisine à la cour de Milan et de Florence. Elle est la première femme du monde et sa fortune est immense. Si on lui demande sa profession, elle répond : J'écrivais des adresses sur des bandes de journaux et je gagnais huit sous à l'heure :* »

« *Des rats et des souris lui ont rongé les joues et le menton, et lui ont donné de grandes maladies. Son sang est décomposé. Son ventre est malade. Elle a une bête dans l'estomac qui lui mange tout l'intérieur. On lui parle dans ses oreilles. On lui dit généralement des choses agréables. Un jeune homme riche lui fait des déclarations. Cette nuit on lui a dit : « Je suis heureux de vous aimer, » puis encore : « Je ne vous tromperai jamais. « Vous êtes un ange miraculeux. » Elle est le télégraphe qui sonne.* »

La prononciation est légèrement défectueuse, surtout à certains moments. Mais ce n'est pas l'hésitation caractéristique de la paralysie générale. La langue est un peu tremblante, on n'observe pas d'autres troubles de la motilité.

Les pupilles sont égales.

L'appétit est bon, le sommeil est calme. On n'observe pas d'agitation.

REMARQUES : Dans cette observation, nous nous trouvons en présence d'une malade qui, pendant six années environ : de 1863 à 1869 a montré des bizarreries de caractère, des hallucinations et quelques idées de persécution.

En *1869*, des actes extravagants provoquent sa séquestration, et les symptômes qu'elle présente alors sont tels, que deux médecins portent le diagnostic de paralysie générale. Elle est transférée dans un autre établissement, où elle est traitée douze années environ.

En *1883*, elle revient dans un état de démence très accentué, avec des idées de grandeur et des idées hypochondriaques.

Son délire ambitieux est généralisé, diffus, incohérent. « *Elle a été Dieu, elle est la Vierge, elle est roi de Prusse, elle est la première femme du monde, sa fortune est immense, etc.* »

Le délire hypochondriaque revêt un cachet d'absurdité caractéristique. Elle a des hallucinations de plusieurs sens; elle se livre à des monologues fréquents, et répond à des interlocuteurs invisibles. Parfois, elle voit des choses bizarres plus ou moins fantastiques.

L'affaiblissement intellectuel est très marqué, elle ne se rend aucun compte de sa situation véritable, la mémoire n'existe plus qu'à l'état de vestige.

La parole révèle un certain défaut de prononciation qui nécessite un examen tout particulier, car ce défaut de prononciation a quelque ressemblance avec le bredouillement que l'on trouve chez les sujets atteints de péri-encéphalite chronique.

Chez notre malade, avec cette réunion de symptômes pour ainsi dire : pathognomoniques de la paralysie gé-nérale, pouvons-nous penser à cette maladie? Nous ne le croyons pas.

D'abord, elle présentait déjà les mêmes symptômes, il y a quatorze ans, époque à laquelle deux médecins spécialistes distingués, l'avaient considérée comme étant au début d'une paralysie générale.

De plus, depuis le début déjà ancien de l'affection, les troubles de la motilité qui ont été reconnus alors, n'ont pas progressé, on pourrait même dire qu'ils ont disparu.

Nous observons chez elle, seulement, une certaine difficulté dans la prononciation des mots, un léger bre-douillement, qui, étudié avec beaucoup d'attention, ne présente certainement pas les caractères propres à l'hésitation de la parole dans la paralysie générale. C'est plutôt un empâtement particulier comme celui qu'on trouve chez les hémiplégiques. Les pupilles sont égales.

Il est propable que chez cette malade des troubles circulatoires ont en *1869* donné lieu à tous les symptô-mes psychiques et somatiques de la paralysie géné-rale.

Ces troubles ne se sont pas généralisés, et les désor-dres qu'ils ont produits sont restés localisés.

Le délire est resté le même, les désordres de la mo-tilité ont diminué, la démence seule, a augmenté pro-gressivement sous l'influence de l'âge, et de lésions qu'on peut sans doute rapporter à l'athérome.

CONCLUSIONS

Le délire hypochondriaque peut se présenter dans toutes les formes d'aliénation mentale.

Dans bien des cas, il concourt à donner aux manifestations délirantes, une physionomie spéciale ayant beaucoup de ressemblance avec celle de la paralysie générale, et quelquefois un examen prolongé et très attentif est nécessaire pour établir un diagnostic exact.

1. Chez les malades atteintes de débilité mentale, le délire hypochondriaque seul, ou associé à d'autres conceptions délirantes, emprunte à la faiblesse intellectuelle congénitale des caractères qui ont beaucoup de ressemblance avec ceux de la démence. L'articulation des mots peut être défectueuse, mais en général il n'existe pas de troubles de la motilité.

11. Les héréditaires peuvent présenter du délire hypochondriaque isolé ou mélangé avec des idées ambitieuses ; mais chez eux il n'y a pas d'affaiblissement intellectuel, la mémoire est intacte, et, en général, la démence ne survient qu'à un âge avancé. L'aspect général

de ces malades est caractéristique et des erreurs pourront être évitées.

III. Dans le délire chronique on trouve des idées hypochondriaques généralement associées à d'autres manifestations délirantes et à des troubles sensoriels, mais le plus souvent, dans cette forme d'aliénation mentale, le délire est moins étendu, il est systématisé et constitue un tout bien limité, dont toutes les parties s'enchainent. La démence arrive tard, sous l'influence de l'âge et de l'athérome. En outre il n'existe aucun trouble de la motilité.

IV. Parmi les symptômes intellectuels de la paralysie générale, on observe fréquemment un délire hypochondriaque très actif dans la forme dépressive, et plus ou moins accentué dans les autres formes, même dans la forme expansive, où on le trouve parfois mélangé à des idées ambitieuses et de grandeur. Dans cette affection il revêt souvent, dès le début, ce cachet d'absurdité impossible, dû à la démence et qui est commun à toutes les manifestations de la maladie. Les troubles de la motilité existent dès le début de cette affection et augmentent progressivement.

V. Dans la paralysie générale par propagation des lésions de la moëlle au cerveau, les symptômes intellectuels apparaissent après les symptômes de l'ataxie locomotrice. Le délire hypochondriaque peut faire partie de l'efflorescence délirante.

VI. Dans la démence consécutive à l'état névropathique ou vésanique, le délire hypochondriaque porte l'empreinte de l'affaiblissement intellectuel. Mais l'histoire antérieure des malades, l'absence de troubles de la motilité serviront à faire un diagnostic exact.

VII. Dans les lésions cérébrales localisées, avec des troubles de la motilité, on peut observer certaines manifestations délirantes, au nombre desquelles le délire hypochondriaque est fréquent, et des signes de démence, mais alors les troubles de la motilité diffèrent beaucoup des désordres de la paralysie générale. Si la parole est mal articulée, ce n'est pas cet embarras spécial qui est caractéristique dans la péri-encéphalise chronique; de plus, on trouve presque toujours des traces d'hémiplégie, qui souvent disparaissent plus ou moins complètement dans la suite.

VIII. Dans quelques cas, il est difficile de classer certains malades, chez lesquels on remarque pendant de longues années tous les symptômes intellectuels de la paralysie générale, avec des signes de démence, sans observer de troubles de la motilité. Souvent même les troubles de la motilité disparaissent quand ils ont existé au début. M. Baillarger donne à ces cas le nom de folie paralytique.

Lons-le-Saunier. Imp. J. Mayet et Cie. — 16126 8.